DES NÉPHRITES

SANS ALBUMINURIE

PAR

Auguste DELESPIERRE,

Docteur en médecine de la Faculté de Paris,
Ancien interne de la Maternité Ste Anne,
Ex-préparateur d'histologie et d'anatomie pathologique à la Faculté libre
de Médecine,
Lauréat de la même Faculté.

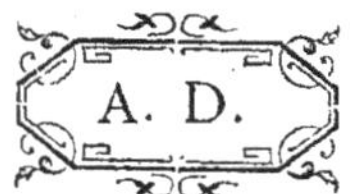

LILLE

IMPRIMERIE L. DANEL.

—

1884.

DES NÉPHRITES SANS ALBUMINURIE

PAR

Auguste DELESPIERRE,

Docteur en médecine de la Faculté de Paris,
Ancien interne de la Maternité Ste Anne,
Ex-préparateur d'histologie et d'anatomie pathologique à la Faculté libre
de Médecine,
Lauréat de la même Faculté.

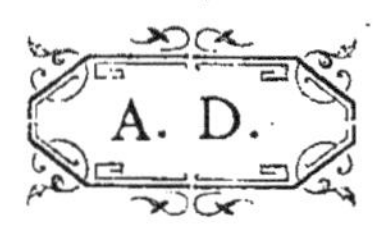

LILLE

IMPRIMERIE L. DANEL.

—

1884.

A MON PÈRE.

A MA MÈRE.

A MES SŒURS.

A MES AMIS.

A Monsieur le professeur A. BÉCHAMP,
Doyen de la Faculté libre de Médecine.

A Monsieur le professeur WINTREBERT,
Vice-Doyen de la Faculté libre de Médecine.

A Monsieur le docteur DESPLATS,
Professeur de clinique médicale à la Faculté libre de Médecine.

A Monsieur le docteur EUSTACHE,
Professeur de clinique obstétricale et de gynécologie à la Faculté
libre de Médecine.

A Monsieur le docteur A. FAUCON,
Professeur de clinique chirurgicale à la Faculté libre de Médecine.

A Monsieur le docteur AUGIER,
Professeur d'histologie et d'anatomie pathologique
à la Faculté libre de Médecine.

A tous mes autres Maîtres de la Faculté libre de Médecine

A MON PRÉSIDENT DE THÈSE
Monsieur le docteur HARDY,
Professeur de clinique médicale à la Faculté de Médecine de Paris

INTRODUCTION.

Nous avons observé dans le service de M. Desplats plusieurs malades qui présentaient différents symptômes caractéristiques du mal de Bright.

Cependant, l'examen attentif et répété des urines ne put y faire découvrir la présence de l'albumine. Fallait-il en l'absence de ce symptôme refuser d'admettre l'existence d'une néphrite ou bien pouvait-on néanmoins maintenir un diagnostic qui paraissait seul possible. En un mot, l'albuminurie est-elle un signe pathognomonique des lésions rénales ?

Cette opinion nous a paru exagérée. Les faits que nous avons suivis, les recherches que nous avons faites, nous portent à croire que l'albuminurie ne peut pas être considérée comme un symptôme constant dans les néphrites. Assez fréquemment, elle peut faire défaut et cependant le clinicien peut trouver dans les signes fournis par le malade les éléments d'un diagnostic certai .

Nous avons cru qu'il pouvait n'être pas sans intérêt d'étudier les néphrites à ce point de vue.

Notre plan sera très simple.

Dans le premier chapitre, nous exposerons la pathogénie de l'albuminurie telle qu'on la conçoit actuellement.

Dans le second, nous parlerons des néphrites sans albuminurie.

Dans le troisième, nous chercherons à faire le diagnostic des néphrites sans albuminurie.

Nous tenons à témoigner auparavant notre vive reconnaissance à M. Desplats pour les excellents conseils qu'il nous a donnés dans le cours de nos études.

Qu'il veuille bien accepter l'hommage de ce modeste travail.

CHAPITRE PREMIER.

Principales conditions pathogéniques de l'albuminurie.

On peut ramener à trois causes principales les conditions pathogéniques du passage de l'albumine dans les urines.

1° Les modifications de la membrane filtrante ;

2° Les troubles de la circulation générale ou locale ;

3° L'altération de la composition du sang.

1° *Modification du filtre rénal.*

« L'élimination d'une urine albumineuse est de la plus grande signification pour le diagnostic du plus grand nombre des maladies des reins. »

Ces mots de Bartels nous semblent résumer parfaitement l'idée que se sont faite les cliniciens de l'albuminurie. Dès que Cotugno reconnut que certains individus hydropiques pouvaient éliminer une urine albumineuse, tous les efforts tendirent à reconnaître à quelle lésion on pouvait rapporter ce phénomène.

La publication de Bright en 1827 dans les « Reports of medical causes » fit faire un pas immense à la théorie de l'albuminurie. Pour lui, la sécrétion d'une urine albumi-

neuse est liée à certaines altérations rénales : elle est un
symptôme de ces mêmes altérations, qui souvent s'accom
pagnent en outre d'hydropisie générale.

Ces idées furent dans la suite légèrement modifiées.
Bright se défendit d'avoir pour ainsi dire identifié l'albuminurie avec les lésions des reins. Il admit qu'un mau-
vais état général, qu'une altération du sang pouvait par
suite d'irritation continue déterminer des modifications
dans le fonctionnement des reins.

Les idées de Bright ne furent pas acceptées sans pro-
testation par tous les pathologistes.

Graves et Prout et plusieurs auteurs anglais admirent
que le point de départ des lésions rénales se trouvait
dans les modifications de la crase sanguine ou une altération des corps albuminoïdes du serum.

Ces divergences existent encore de nos jours. Bien que
la grande majorité des auteurs soit plus disposée à admettre les idées de Bright, il en est d'autres pour qui
toute albuminurie est due à une altération du sang. Quoi
qu'il en soit, si les auteurs sont divisés sur les causes qui
produisent les néphrites, l'accord est général pour admettre que les lésions rénales se traduisent le plus souvent
par l'albuminurie. C'est là un fait clinique qu'un nombre
considérable d'autopsies vient prouver tous les jours.

Cependant toute lésion rénale appréciable macroscopi-
quement n'est pas suffisante pour expliquer l'albuminurie,
et il est nécessaire de rechercher quels sont les éléments
du rein dont la lésion donne lieu à des urines albumineuses.

Un fait bien établi, c'est que la secrétion urinaire se
fait tout entière soit dans les tubuli contorti soit dans le
glomérule, et que c'est surtout à ce dernier que revient
le soin de laisser filtrer la partie aqueuse.

Jaccoud, Rosenstein, Gubler, Bartels et d'autres en

s'appuyant sur les lois physiques de la filtration admettent que le passage de l'albumine se fait au niveau du glomérule, au moins pour la plus grande partie.

Lécorché ne partage pas cette opinion : « L'albuminurie sera surtout prononcée lorsque les canalicules tortueux seront atteints » (1).

Quelques cas cliniques semblent en effet lui donner raison, mais on peut citer nombre de cas où l'albumine se trouve dans les urines sans altérations préalables des épithéliums; et inversement, il existe bien des observations où l'altération épithéliale était indéniable, et où cependant l'albuminurie faisait complètement défaut. C'est ce qui arrive, par exemple, dans la stéatose phosphorée des épithéliums.

D'ailleurs les résultats obtenus par M. Cornil dans ses expériences sur la néphrite cantharidienne ont établi d'une façon péremptoire, que c'est au niveau du glomérule que se fait la transsudation albumineuse (2).

Nusbaum, en expérimentant sur la grenouille, conclut que l'albumine n'est pas secrétée par l'épithélium des tubuli.

Ribbert, Posner, Litten, Renaut de Lyon ont confirmé les idées émises par M. Cornil.

Il semble tout naturel d'ailleurs de rapporter au glomérule seul la filtration de l'albumine : si l'on considère la constitution du glomérule, on voit que le sang qui y circule avec une pression plus forte que dans les capillaires généraux, n'est séparé de la cavité ampullaire de Bowmann que par la mince membrane des anses et par une simple couche d'épithélium.

D'après les travaux de Ribbert et Longhans, de Riemer, ces cellules « sont fréquemment altérées dans

---

(1) Traité des maladies des reins.

(2) Journal de l'anatomie et de la physiologie 1879.

l'albuminurie. On observe ces altérations non-seulement dans la néphrite aiguë et la maladie de Bright chronique, mais dans le rein cardiaque, dans un grand nombre d'intoxications, à la suite d'une interruption du cours du sang, relativement courte dans l'artère rénale. » (Lépine, note additionnelle III du traité des maladies des reins de Bartels). Il est probable que, même en l'absence de toute lésion morphologique visible au microscope, l'albuminurie peut exister. Il y aurait, dans ce cas, une modification fonctionnelle des cellules de la capsule de Bowmann, qui les rendrait plus perméables à l'albumine.

De l'ensemble des travaux que nous avons cités, nous pouvons tirer la conclusion que le glomérule est le lieu où se produit la plus grande partie de l'albuminurie

Les tubuli peuvent néanmoins, dans certains cas, sécréter une petite quantité d'albumine. Sénator aurait trouvé, en se servant des méthodes de durcissement qui coagulent l'albumine sur place, que celle-ci se trouve surtout dans les tubes droits.

Gottwald et Sénator font en outre remarquer que le parenchyme rénal renferme sept à huit fois plus de globuline que de sérine : la liquéfaction du protoplasma cellulaire pourrait être une source d'albumine.

2° *Troubles de la circulation.*

Longtemps on a admis que l'augmentation de pression dans la circulation rénale jouait un rôle important dans la filtration de l'albumine.

Cette idée longtemps soupçonnée sembla recevoir sa confirmation de l'expérience.

Robinson, G. H. Mayer en liant l'aorte abdominale avaient constaté un peu d'albuminerie.

D'autres expérimentateurs, Ph. Munk, Correnti, Sénator arrivèrent aux mêmes résultats.

D'un autre côté, Litten n'a pas obtenu d'albuminurie même en liant la cœliaque, la mésentérique supérieure avec l'aorte abdominale.

Stockwis, dans un remarquable mémoire où il relate de nombreuses expériences, conclut que l'augmentation de la tension artérielle ne suffit pas à elle seule pour provoquer l'albuminurie.

Lépine, en injectant une solution d'eau salée dans la veine fémorale d'un chien, élève la tension sanguine sans amener de rupture vasculaire ; l'urine ne renferme ni globules ni hémoglobine, mais il constate de l'albumine. Ces résultats contradictoires ne permettent guère de tirer de conclusion.

Néanmoins, la plupart des auteurs regardaient comme un fait acquis, qu'une forte pression artérielle était une cause du passage de l'albumine dans l'urine, lorsque les publications de Runeberg vinrent renverser complètement les idées reçues.

Dans son premier mémoire, en faisant la critique de différents travaux, il met ce fait en lumière : que l'accroissement de pression détermine une augmentation : 1° de la quantité du liquide filtré et 2° de la proportion des sels dans ce même liquide.

Quant à l'augmentation relative de l'albumine, elle ne reposait sur aucune base expérimentale. C'est ce côté de la question que Runeberg s'appliqua à résoudre. Comme membrane filtrante, il s'est servi principalement d'intestins de mouton conservés dans l'alcool, puis lavés à l'eau distillée.

A la suite d'expériences nombreuses, il arriva à la conclusion suivante : La vitesse de filtration augmente lorsqu'on diminue la pression, et par suite, l'abaissement de la tension sanguine, augmente la perméabilité de la membrane filtrante rénale et la proportion d'albumine. Gottwald, Bamberger ont répété les expériences de Runeberg. Les résultats qu'ils ont obtenus diffèrent en certains points de ceux de Runeberg, mais ils concordent sur le fait principal, à savoir, que la quantité du liquide filtré est plus grande là où la pression est plus forte, tandis que la teneur en albumine est moindre. Pour Runeberg c'est le fait essentiel.

Ces idées ne furent pas reçues sans conteste. Différents expérimentateurs s'élevèrent contre des faits qui allaient à l'encontre de ce que l'on avait admis jusque-là. De nouvelles expériences furent entreprises, et Heidenhain en arriva à conclure que la quantité d'albumine croît avec la pression.

En même temps David Newman expérimentant sur les intestins et sur des reins de cheval, vint confirmer les recherches de Heidenhain.

Il est vrai qu'il a expérimenté avec une pression (10 à 50 millim. de mercure) bien supérieure à celle qui peut exister dans le glomérule.

Quoi qu'il en soit des recherches de Runeberg, est-il permis de comparer une muqueuse intestinale servant de filtre dans une expérience de laboratoire, aux parois vasculaires et épithéliales du glomérule ?

Cependant, si l'on entre dans le domaine de la clinique, les expérience de Runeberg reçoivent leur consécration dans nombre de faits physiologiques et pathologiques qui tendent à établir que le passage de l'albumine dans l'urine est le fait tout autant de la diminution de la pression sanguine dans le glomérule que de l'augmentation de cette même pression.

Les troubles de la circulation rénale jouent un rôle considérable dans l'albuminurie, et différents expérimentateurs agissant soit sur l'artère rénale , soit sur les veines rénales ont montré leur importance.

Voyons d'abord ce qui se passe lorsqu'il y a une modification dans la circulation du sang artériel.

Max Herrmann et von Overbeck ont rétréci l'artère rénale et constaté que l'urine émise était rare et albumineuse.

Si on lie l'artère rénale il n'y a plus de filtration urinaire ; mais, sitôt que la circulation se rétablit, les urines diminuent et se chargent d'albumine.

Lœbish et Rokitansky ont observé que l'urine sécrétée une heure après une injection de pilocarpine, renferme une petite quantité d'albumine qui disparaît au bout d'une heure, et ils en concluent que cette albumine est due à la diminution de la tension artérielle.

Fishl, Quincke, Cassin (d'Avignon), ont observé de l'albuminurie dans le collapsus qui suit certaines hémorrhagies.

Dans le même ordre d'idées, on peut citer ce fait qu'un certain nombre d'albuminuriques *bien portants* présentent de l'albumine principalement dans la matinée, avant le repas du milieu de la journée, c'est-à-dire, au moment où l'urine est rare et la circulation rénale la plus languissante.

Ces différents cas d'albuminurie semblent être sous la dépendance d'une diminution de l'afflux du sang artériel, mais les conditions sont complexes.

Charcot n'admet pas que la diminution de la pression artérielle soit suffisante pour produire l'albuminurie. Nous verrons plus loin qu'il fait intervenir un autre facteur à qui il attribue une part considérable dans le passage de l'albumine dans les urines.

Si nous examinons maintenant ce qui se passe lorsqu'il

y a un obstacle à l'écoulement dn sang veineux nous arrivons aux conclusions suivantes :

Si la ligature de la veine est complète et permanente, l'urine, d'abord supprimée, devient ensuite rare et albumineuse et reste telle.

Si l'on se borne à rétrécir le calibre de la veine, l'urine n'est pas supprimée : elle est concentrée et fortement albumineuse.

Reste maintenant à considérer les troubles de la circulation générale dans leurs rapports avec l'albuminurie.

Nous avons déjà vu que, d'après les expériences de Goll et de Stockvis, l'augmentation de la pression artérielle ne suffit pas à elle seule pour produire l'albuminurie. Si l'on agit directement sur le cœur en entravant la petite circulation on se trouve dans des conditions toutes différentes : la pression artérielle s'abaisse et la pression veineuse s'élève. C'est ce qui se produit, lorsqu'à l'exemple d'Overbeck, on introduit dans le ventricule droit par la veine jugulaire une sonde portant une petite ampoule qu'on gonfle dès que l'instrument est parvenu à destination.

La pression tombe rapidement et peu après les urines deviennent rares et albumineuses.

Ces conditions se trouvent à peu près réalisées dans le cas de lésions cardiaques avec asystolie. Les urines diminuent et contiennent de l'albumine qui y est inversement proportionnelle à la quantité de ces dernières. On peut encore faire rentrer dans cette modification de la circulation, l'albuminurie consécutive à une lésion nerveuse ou à un trouble fonctionnel du système nerveux.

Il est en effet probable que dans ce cas la filtration urinaire est due à un changement de la circulation glomérulaire. Depuis que Claude Bernard reconnut que la piqûre du plancher du quatrième ventricule peut être suivie d'albuminurie, d'autres expérimentateurs ont prouvé que diverses lésions du sytème nerveux central donnent lieu à des urines albumineuses.

Dans le domaine de la pathologie, Gubler rapporte un fait d'albuminurie consécutive à une lésion nerveuse. Depuis, d'autres auteurs ont prouvé que des lésions du grand sympathique, de la moëlle ou de l'encéphale pouvaient produire l'albuminurie. On l'à notée dans le delirium tremens, le tétanos traumatique et dans l'épilepsie, au moment des attaques.

L'albuminurie déterminée par un trouble circulatoire soit local, soit général, peut donc dépendre d'un grand nombre de conditions. Tandis que pour les uns elle est due à la haute pression artérielle, pour d'autres au contraire, ce serait la diminution de cette même pression qui én serait la cause.

M. Charcot rejette d'une façon absolue ces deux théories : selon lui, il n'y aurait albuminurie que dans le cas de ralentissement de la circulation.

Voici, d'ailleurs, comment il s'exprime : « Dans tous ces troubles de la circulation générale ou locale qui déterminent l'albuminurie, ce n'est, je le répète, ni l'augmentation, ni la diminution de la pression sanguine intra glomérulaire qu'il faut incriminer ; c'est le ralentissement du courant sanguin, et partant le séjour prolongé d'un sang peu oxygéné dans les capillaires rénaux.» (*Progrès médical*, p. 210, 1881).

Les faits multiples qu'il rapporte semblent confirmer cette manière de voir. Cependant, tout en admettant avec lui le rôle considérable que joue la diminution de la vitesse du sang, nous ne pouvons néanmoins rejeter d'une façon absolue les expériences que nous avons citées et qui font de l'augmentation de la tension artérielle une des causes du passage de l'albumine dans les urines.

3° *Théorie hématogène.*

Mais ni les altérations rénales, ni les modifications de la circulation ne pouvant expliquer tous les cas d'albuminurie, on dut aller chercher dans une modification du sang la cause de cet état pathologique.

Bright, tout en attribuant aux lésions rénales un rôle important dans l'albuminurie, s'était cependant tenu dans une prudente réserve. Il ne se refusait pas à admettre que parfois elle était due à cette dernière cause.

Prout et Graves ont résolument adopté cette manière de voir.

En 1845, Canstatt formule cette opinion, que les lésions du rein, qu'on rencontre habituellement dans les albuminuries de quelque durée, ne seraient pas le phénomène initial ; elles ne se produiraient qu'à la longue, par suite de la persistance du trouble fonctionnel.

Semnola est celui qui s'est le plus efforcé de faire triompher ces idées. C'est lui qui, le premier, en 1850, a démontré l'influence de l'alimentation sur l'élimination de l'albumine dans la maladie de Bright ; c'est lui qui, le premier a donné de l'albuminurie, la théorie générale résumée dans la proposition suivante : l'albuminurie dépend d'un vice de nutrition qui consiste en une modification du sang par défaut de respiration cutanée.

En 1860, dans sa thèse d'agrégation, M. le professeur Jaccoud défendait ces idées de Semnola et depuis, un grand nombre de savants se sont faits les partisans de cette théorie.

Gubler ne va pas aussi loin : il admet simplement un

accroissement anormal de la proportion d'albumine dans le sang : « L'albuminurie, dit-il, indique toujours un excès relatif ou absolu d'albumine du sang. » Néanmoins, l'opinion de Gubler et celle de Semnola s'accordent sur un point : à savoir qu'il y a une modification importante dans la constitution normale du sang, soit par une augmentation de l'albumine, soit par un changement d'état de cette albumine. Des faits nombreux semblent appuyer la théorie hématogène. Depuis longtemps, on sait que l'injection dans les veines d'un chien d'une certaine quantité de blanc d'œuf en solution dans l'eau détermine toujours de l'albuminurie pendant quelques heures.

Si on injecte du lait, on retrouve de la caséine dans les urines (Miahle, Pavy, Vulpian, Calmettes)

D'après les expériences de Claude Bernard, si le blanc d'œuf cru est absorbé en grande quantité et constitue les seul aliment de l'individu, il passe dans ses urines.

Dans un autre ordre de faits, on sait que chez les brightiques les urines rendues après le repas sont plus riches en albumine que celles rendues dans l'intervalle ; que même, quelques malades ne rendent d'albumine qu'après les repas.

M. Lépine a démontré que l'urine de la digestion chez les albuminuriques possède des caractères spéciaux :

1º Elle diffuse mieux que l'urine du jeûne ; 2º Soumise parallèlement à cette dernière à l'influence de la digestion artificielle, elle se transforme beaucoup plus vite en peptone. Or, cette modification de l'albumine se produit vraisemblablement dans le sang.

Il en est de même pour l'albuminurie des fébricitants. Les urines, d'après Gerhardt, contiennent une albumine qui ne précipite ni par la chaleur ni par l'acide azotique, mais précipite par l'alcool, caractère particulier aux peptones. Si l'on songe que, dans ce cas particulier, les

2

conditions ne permettent pas d'espérer trouver une forte quantité de peptones alimentaires dans le sang, il faut forcément admettre une altération préalable du sang.

Les matériaux non albuminoïdes du sang peuvent aussi déterminer le passage de l'albumine dans les urines. Hoppe Seyler, Wittich et Nasse ont prouvé que l'augmentation de la proportion des substances salines augmentent la proportion d'albumine filtrée : l'influence du chlorure de sodium est surtout évidente, comme celle de l'urée.

Lépine a démontré que l'injection intra-veineuse de chlorure de sodium, à la dose d'un gramme par kilogramme de chien, est suivie d'une albuminurie de courte durée.

A ces faits Stokvis en offre d'autres qui semblent infirmer les premiers. Après différentes expériences, il cherche à démontrer que l'albumine des urines chez les brightiques ne se comporte ni physiologiquement ni chimiquement comme l'albumine inassimilable du blanc d'œuf, et ne se distingue au contraire de la sérine du sang normal par aucun caractère chimique ou physiologique, d'où la conclusion que la cause de l'élimination de l'albumine ne peut pas résider dans une modification de la constitution chimique ou physiologique du sang.

Quoi qu'il en soit, et malgré les faits sur lesquels s'appuie Semnola, la théorie hématogène est encore vivement combattue.

Nous ne voulons pas terminer ce chapitre sans dire quelques mots de l'albuminurie physiologique.

Depuis plusieurs années déjà, l'attention a été appelée sur différents cas d'albuminurie à marche insolite, ne se traduisant au dehors par aucun phénomène général et se produisant chez des gens doués en apparence de tous les attributs d'une santé parfaite.

On fut alors porté à admettre que contrairement à

l'opinion de Bartels, l'albuminurie n'est pas toujours un phénomène pathologique.

Vogel a vu pendant des années des albuminuries légères sans signes d'affection rénale et sans la coexistence même d'aucun symptôme morbide.

Ultzmann, Marcacci, Sénator signalèrent des cas analogues; Furbringer rapporte trois cas concernant des jeunes gens sains en apparence et robustes: L'albuminurie n'existait qu'un peu avant le milieu de la journée ou le matin, et manquait toujours dans l'après-midi, consécutivement à la marche.

Sur 61 enfants âgés de 3 à 6 ans, 7 furent trouvés albuminuriques ; chez 3, l'albuminurie était intermittente.

Nous pouvons rapprocher de ce dernier fait ceux que M. Capitan rapporte dans sa thèse inaugurale (Paris 1883). Il en conclut que l'albuminurie est constante chez les noureaux nés au moins jusqu'au 10e jour. et se constate 76 fois sur 100 chez les adultes, 78 fois sur 100 chez les enfants de 6 à 14 ans.

M. Celle de Chateaubourg (thèse de Paris 1883) a trouvé que chez les gens sains, sur 701 cas, il y en a 592, soit 84 p. % où les urines renferment de l'albumine ; et si l'on ne compte que les examens ayant démontré plus de 3 centigrammes par litre, on arrive au chiffre de 64 p %.

M. Albert Robin , dans un mémoire publié en collaboration avec M. Parrot est loin d'être aussi catégorique.

Sur 27 nouveau-nés de 1 à 10 jours, il n'a pas trouvé d'albumine, pas plus que chez 33 nouveau-nés de 11 à 150 jours.

Pour lui, la différence des résultats obtenus doit tenir à ce que les premiers expérimentateurs n'ont pas pris le soin de choisir des enfants bien portants, chose assez rare, puisque sur un très grand nombre d'enfants, il n'en aurait trouvé qu'une soixantaine à qui l'étiquette de santé par-

faite fût applicable. Aussi sans nier l'existence de l'albumine physiologique, il croit qu'elle se rencontre dans des
proportions beaucoup inférieures à celles qu'on tend à lui
attribuer.

Kleugden croit d'après ses expériences que toute urine
dont la densité est forte peut présenter des traces d'albumine précipitable par la chaleur et l'acide azotique, et analogue à l'albumine du sang.

M. Béchamp a démontré depuis longtemps que l'urine
de chaque individu contenait normalement une matière
albuminoïde non précipitable par la chaleur ni l'acide
azotique, mais se coagulant sous l'influence de l'alcool.
Cette albumine se redissout dans l'eau après coagulation.
C'est la néfrozymase.

Pour Gubler, « il n'est pas absolument impossible, tant
sont indécises les limites de la santé et de la maladie, de
trouver momentanément de l'albumine dans l'urine de
gens réputés bien portants, » et pour Lépine, « il est difficile dans certains cas de tracer une ligne de démarcation
bien nette entre l'état de santé et de maladie. »

Nous ne voulons pas rechercher si cette expression
d'albuminurie physiologique est bien conforme à la réalité
des faits, qu'il nous suffise de dire que, quelles que soient
les conditions dans lesquelles elle se produit, on peut toujours la rattacher à une des trois grandes causes que
nous avons indiquées.

Elle serait sous la dépendance de l'exagération momentanée d'un phénomène constant que d'ordinaire l'imperfection des méthodes ne permet pas d'apercevoir.

On voit donc combien sont multiples les causes déterminantes de l'albuminurie.

Deux faits ressortent clairement de tout ce que nous
venons de dire de la pathogénie de de l'albuminurie.

1° Elle peut être déterminée par des lésions rénales.

2° Elle peut exister sans qu'il y ait modification dans la structure du rein.

Il suffit d'indiquer ces faits pour faire voir quelle erreur grossière on commettrait si on faisait de l'albuminurie un signe caractéristique des néphrites.

Vouloir faire un diagnostic en se basant sur la présence seule de l'albumine dans les urines serait méconnaître les lois de la prudence et s'exposer à des fautes impardonnables.

De plus, si l'on considère l'albuminurie comme essentiellement liée à des lésions rénales, il faut admettre que le tiers au moins des individus est affecté à un degré quelconque de néphrite.

Cette conséquence suffit pour démontrer que cette opinion est beaucoup trop absolue.

Il ne faut pas cependant qu'on se méprenne sur notre pensée. Nous sommes loin de nier toute la valeur diagnostique de ce signe; nous admettons volontiers que la présence de l'albumine dans les urines peut fournir dans certains cas, des renseignements précieux au clinicien, et éclairer d'une vive lumière un diagnostic douteux. Nous savons que souvent la constatation de ce signe a suffi pour mettre sur la voie d'une affection encore incertaine.

Mais ce sur quoi nous insistons, c'est que l'albuminurie à elle seule, abstraction faite de tout autre symptôme concomitant n'a qu'une valeur clinique de minime importance.

CHAPITRE DEUXIÈME.

***

Néphrites sans albuminurie.

***

Nous avons vu combien sont nombreuses les causes qui produisent l'albuminurie.

Si, d'une part, on ne peut dans bien cas l'attribuer à une néphrite, de l'autre, les auteurs sont presque unanimes pour admettre qu'il n'est guère de lésions rénales qui ne donnent lieu à des urines albumineuses.

Cette dernière opinion est beaucoup trop absolue, à notre avis. On peut observer des lésions rénales très avancées, sans que pourtant l'examen des urines fasse découvrir la moindre trace d'albumine. Cependant toutes les néphrites ne sont pas aptes à évoluer sans albuminurie.

Néphrite parenchymateuse. — C'est ainsi qu'il est rare d'observer des néphrites parenchymateuses sans albuminurie. C'est à peine si on en cite deux ou trois cas dans la littérature médicale.

Le seul cas que nous ayons trouvé relaté d'une façon complète dans les auteurs a été observé par Hénoch. Encore faut-il faire remarquer que l'albumine n'a manqué que quelques jours.

***

Observation I.

(Tirée du traité des maladies des reins, par Bartels).

Un jeune garçon de douze ans, robuste, fut admis le 22 juillet 1873, dans le service des Enfants de la Charité, de Berlin. Il avait de l'œdème de la face et du scrotum, œdème que l'on avait remarqué quelques jours auparavant. D'après les renseignements que l'on put obtenir, ce garçon avait eu certainement la scarlatine trois semaines environ auparavant ; il y avait une desquamation manifeste au moment de son entrée. L'urine était rose, très acide, avec un sédiment, mais sans albumine. A l'examen microscopique, on ne trouva aucun élément qui aurait pu faire croire à l'existence d'une néphrite ; au contraire le sédiment était formé exclusivement de sels uriques amorphes, qui se dissolvaient par l'action de la chaleur. L'œdème augmenta les deux jours suivants, mais l'urine ne changea pas de caractère.

Dans la nuit du 24 au 25 juillet, il y eut subitement de violents accès d'éclampsie, avec perte de connaissance complète; vers le matin, il survint de l'agitation, le malade chercha à s'échapper ; il proférait sans cesse les mots de « mère » et de « oui, oui » ; il n'avait pas repris connaissance et il y avait une forte mydriase. Le pouls était fréquent, à peine sensible, et il y avait de la cyanose; les joues et les extrémités étaient fraîches. On parvint, avec beaucoup de peine, le 25, à évacuer l'urine avec la sonde ; elle contenait de grandes quantités d'albumine, ainsi que beaucoup de cylindres hyalins, qui étaient parsemés de gouttelettes graisseuses.

Le 26, le malade a repris connaissance ; mais la cyanose persiste ; dyspnée extrêmement forte, 52 mouvements respiratoires. Température du matin 36°5. Température du soir 37°9. Pouls presque insensible.

A la base des poumons, des deux côtés, matité, respiration rude et râles fins. — Mort le lendemain matin.

Autopsie. — Œdème des poumons et des ligaments aryténo-épiglottiques. — Induration du lobe inférieur gauche et du lobe supérieur droit.

Epanchements séreux dans les plèvres, le péricarde et le péritoine.

Néphrite parenchymateuse des deux côtés.

Tel est le seul fait rapporté de néphrite scarlatineuse sans albuminurie.

Cependant Ferini, d'après Henoch, aurait souvent vu l'albumine faire défaut dans l'urine d'individus atteints de néphrite pendant une épidémie de scarlatine qu'il a observée.

Néphrite interstitielle. — Il n'en est pas de même dans la néphrite interstitielle où l'albuminurie présente, soit dans sa marche, soit dans sa quantité des variations considérables.

Ordinairement la quantité d'albuminurie est toujours faible : on ne trouve dans les urines qu'un léger nuage opalescent, rarement floconneux, si peu abondant qu'il peut échapper à un examen superficiel.

Il faut être bien prévenu de ce fait pour apporter dans l'analyse des urines un soin tout spécial. Le moindre louche doit rendre le médecin très circonspect.

Si l'on examine la marche de l'albuminurie dans la néphrite interstitielle, on la voit subir de très grandes oscillations.

Ainsi, dans la première période de l'affection, l'absence d'albuminurie est la règle, c'est là un premier fait bien établi.

« Je n'ai pas trouvé d'albumine dans l'urine, soit passagèrement au début du mal, soit pendant un temps assez long chez un individu tombé dans un état de décrépitude profonde. » (Bartels, loc. cit.)

Rendu est parfaitement de cet avis : « Il paraît probable que, dans les premiers stades de la maladie, l'albuminurie ne se montre qu'à certains moments. » (Thèse d'agrégation.)

« L'albuminurie peut faire défaut pendant un temps plus ou moins long, plusieurs semaines ou même plusieurs mois. » (Lancereaux).

Labadie Lagrave, dans le Dictionnaire de médecine et de chirurgie, ne pense pas autrement.

Cette absence d'albuminurie a été notée fréquemment par les auteurs anglais, Milner Fothergill entre autres, qui a donné le nom de stade préalbuminurique, à cette première période de la sclérose rénale.

L'albuminurie peut donc, de l'avis des auteurs, faire défaut pendant un temps plus ou moins long, plusieurs mois, peut-être plusieurs années. Nous sommes absolument de cet avis : nous dirons plus : le nombre des cas où elle manque est plus grand qu'on le suppose. Qu'il nous suffise de faire remarquer que, pendant cette période, souvent ignorée parce qu'on s'est habitué à donner trop d'importance au symptôme albuminurie, l'affection n'en existe pas moins : elle suit son évolution et il importe au plus haut degré au clinicien, de reconnaître, dès ce moment, une lésion qu'il pourra peut-être, sinon faire rétrograder, du moins arrêter dans sa marche. C'est précisément à cette période de début que l'absence de l'albuminurie peut jeter le trouble dans l'esprit du médecin et l'empêcher de faire son diagnostic.

Aussi faut-il bien être prévenu de ce fait, et ne pas rejeter, sans examen sérieux, l'idée d'une affection rénale parce que les urines ne contiennent pas d'albumine.

L'étude approfondie des signes présentés par le malade donnera d'utiles renseignements et permettra souvent de conclure en toute sécurité.

Nous en avons la preuve dans les faits suivants :

Observation II (Personnelle).

Montfroid Armand, 50 ans, journalier, entre à l'hôpital, le 5 novembre 1883.

Le malade ne présente comme antécédents morbides que des coliques de plomb qu'il a eues, il y a cinq ans.

Depuis cinq à six ans au moins, il doit se lever plusieurs fois la nuit pour uriner : chaque fois il urine beaucoup.

Il n'accuse aucune affection aiguë.

Depuis trois semaines il a de la céphalalgie, mais de peu d'intensité.

Il y a quinze jours, il s'aperçut que ses pieds et ses jambes étaient œdématiés.

A son entrée, voici ce que l'on constate :

La face est légèrement bouffie, les paupières un peu infiltrées. Le teint est pâle, en un mot, il a le facies brightique.

Aux membres inférieurs, on trouve un œdème très prononcé, remontant jusqu'au pli de l'aine. Les bourses sont fortement infiltrées.

Le pouls est régulier, l'artère radiale dure, athéromateuse.

Dès son entrée, on ne trouve pas de voussure précordiale, ni de choc de la pointe.

L'auscultation donne des résultats plus précis. A la pointe, souffle systolique doux, mais très net ; à la base, souffle difficile à percevoir, qui paraît avoir son maximum à droite du sternum, dans les deuxième et troisième espaces intercostaux.

On ne trouve pas de troubles visuels, mais le long interrogatoire qu'on lui fait subir, démontre son état de torpeur intellectuelle.

On le met au régime lacté et au vin blanc.

8 novembre. — Les urines sont pâles : environ 1,800 centimètres cubes.

9 novembre. — Urines 1,350. On ne trouve pas d'albumine.

13 novembre. — 1,300 centimètres cubes. Les urines sont

,oubles. Depuis deux jours le malade est sujet, chaque jour, de légères épistaxis.

L'auscultation du cœur fait constater quelques modifications : le bruit voilé qu'on entendait à la base est maintenant nettement systolique.

En même temps on constate un peu d'hypertrophie cardiaque.

L'œdème a sensiblement diminué. Les bourses n'ont plus que la moitié du volume qu'elles atteignaient à l'entrée du malade à l'hôpital.

Pas d'albumine dans les urines. Avec l'acide azotique, il se forme au fond du tube un anneau rosé d'urohématine.

15 novembre. — Le malade a eu quelques crachats rouillés.

16. — Mêmes crachats rouillés que la veille.

18. — Ces crachats sont aujourd'hui sanguinolents. Râles crépitants aux deux bases. Pas de fièvre.

L'œdème diminue chaque jour.

24. — L'état général s'améliore, mais depuis quelques jours l'œdème semble rester stationnaire. On fait alors une injection de un centigramme de pilocarpine.

26. — Nouvelle injection de pilocarpine.

27. — L'œdème diminue considérablement : l'état du poumon s'améliore, on trouve moins de râles.

Le pouls est fort, régulier. Au cœur on note des changements importants : à la pointe, disparition complète du souffle, d'insuffisance mitrale. A la base, au contraire, souffle très net au premier temps.

30. — Le malade veut sortir malgré l'avis de M. Desplats.

Les urines ont varié entre 1,300 et 2,100 gr.. elles ont été sauf un jour ou deux, pâles et claires. Chaque jour elles ont été examinées avec la plus grande attention et jamais on n'a trouvé le plus léger louche qui pût faire croire à une albuminurie. Les réactifs employés ont été le réactif de Tanret, la chaleur et l'acide azotique. Avec ce dernier on a constamment observé un anneau rosé d'uro-hématine.

Sorti au commencement de décembre, il rentre à l'hôpital le 3 mai 1884, se plaignant d'éprouver depuis deux mois des crampes très douloureuses ; ces crampes précédées de fourmillements débutent par les pieds, envahissent les jambes et persistent pendant une heure.

Elles existent aussi dans les mains, les avant-bras et sont particulièrement pénibles dans les doigts.

L'acuité visuelle a beaucoup diminué.

On constate de l'œdème desmembres inférieurs et sur toute la surface du corps une éruption peu confluente, ne s'accompagnant d'aucune sensation de chaleur.

On remarque des contractions fibrillaires dans le triceps surral, et quand on prend son pouls, on sent de temps à autre des soubresauts de tendons du voisinage.

Rien du côté du poumon.

Au cœur: hypertrophie et souffle de rétrécissement aortique. Le jour de son entrée on constate aussi un souffle d'insuffisance mitrale qui a disparu le surlendemain.

Les urines sont claires, pâles et abondantes. 1800 c. c.

La chaleur, l'acide nitrique, la liqueur de Tanret ne donnent que des résultats négatifs au sujet de l'albumine.

L'acide nitrique donne lieu à l'anneau d'uro-hématine.

8 mai. On trouve pour la première fois un louche qui permet d'affirmer l'albuminurie.

Les jours suivants l'examen des urines donne les mêmes résultats. Les urines sont toujours abondantes : elles ont varié pendant ce second séjour à l'hôpital entre 1800, chiffre minimum et 2000 centimètres cubes.

La densité a oscillé autour de 1008. On constate toujours l'anneau d'uro-hématine.

Le malade sort le 14.

Il rentre une troisième fois dans le mois de juin, à peu près dans le même état. Seulement les démangeaisons et les crampes, dont il se plaignait précédemment, n'ont plus reparu: la dyspnée est intense.

Il est dans un état d'hébétude assez accentué et répond difficilement aux questions qui lui sont posées.

Il a le teint bronzé. Les mains sont affectées de tremblement. Rien de nouveau du côté du cœur. — Café 200 gr.

Le lendemain, même état de dyspnée. Les injections de pilocarpine pratiquées pendant 3 jours, n'ontpas produit d'amélioration notable. Le malade maigrit de jour en jour et meurt le 2. Ses urines n'ont jamais présenté qu'un très léger louche.

Autopsie le 4 juillet. — Le cadavre est amaigri et ne présente pas d'œdème.

Dans le péritoine on trouve un litre environ de liquide brunâtre.

A la surface des anses intestinales on constate des flocons de fibrine en grand nombre ; on en trouve aussi à la surface du péritoine pariétal ; péritonite récente généralisée ; cependant les anses intestinales n'adhèrent pas entre elles. Cette péritonite semble être tuberculeuse, car tout le péritoine est parsemé d'un semis de granulations tuberculeuses.

Le grand épiploon est réduit à l'état d'un boudin du volume du petit doigt, et infiltré de tubercules.

La péritonite pariétale s'est surtout développée dans l'hypocondre gauche ; il existe, à ce niveau, des exsudats très épais.

Dans les deux plèvres on trouve un peu de sérosité louche : la gauche en renferme 200 gr., la droite un peu moins. Celle-ci présente des adhérences anciennes, tandis que la gauche est tapissée par un exsudat fibrineux.

A la partie supérieure et antérieure du médiastin il y a un grand nombre de tubercules confluents, quelques rares noyaux tuberculeux dans le poumon, mais pas de cavernes.

Rien dans le péricarde.

Le cœur est assez petit et pèse 280 grammes. Le cœur gauche est très hypertrophié et sa cavité est considérablement diminuée.

Le paroi du ventricule gauche a 18 millimètres d'épaisseur ; la cloison interventriculaire 25 millimètres ; celle du ventricule droit 6 millimètres.

Le ventricule gauche contient 12 centimètres cubes de liquide, tandis que le ventricule droit en renferme 35.

Au niveau des valvules sigmoïdes on constate un léger épaississement de l'anneau fibreux : quelques petites flaques d'athérome à ce niveau.

Les reins sont très petits : le gauche pèse 90 grammes et le droit 70 grammes : la capsule s'enlève très facilement sans éraillures : il n'y a pas de granulations ni de kystes, mais les calices et le bassinet sont considérablement augmentés : la substance médullaire a diminué de volume ; la substance corticale n'a que quelques millimètres d'épaisseur. La capsule surrénale droite est infiltrée de noyaux caséeux.

Les uretères sont très dilatés et admettent facilement un tuyau de plume de moyen calibre.

La véssie est très distendue, bilobée par un sillon profond situé à la région médiane et partant du pubis : elle peut contenir environ un litre d'urine claire : elle renferme une notable quantité d'albumine.

Pas de rétrécissement de l'uréthre : hypertrophie du lobe moyen de la prostate qui joue le rôle d'une valvule.

La rate à un volume normal : périsplénite tuberculeuse.

La surface du foie est semée d'une foule de granulations

Sur des coupes du rein, on note une abondante prolifération du tissu conjonctif interstitiel : les parois vasculaires sont fortement épaissies, les espaces inter canaliculaires sont remplis par du tissu conjonctif, et au niveau des glomérules la capsule est entourée d'une coque fibreuse épaissie.

Cette observation nous paraît très intéressante. En effet lorsque le malade est entré à l'hôpital, en décembre dernier, le cœur était en asystolie. De plus il présentait différents signes qui firent penser à la maladie de Bright.

Il était évidemment dans des conditions favorables pour être albuminurique : néanmoins l'examen des urines fut négatif tout le temps qu'il passa à l'hôpital à sa première entrée.

M. Desplats n'hésita pas à porter le diagnostic de mal de Bright avec lésions cardiaques consécutives.

La marche de la maladie et l'autopsie confirmèrent cette opinion.

OBSERVATION III.

Néphrite interstitielle.

(Empruntée à la thèse de Guesdron. Paris 1882).

Louise M...., 35 ans, blanchisseuse ; entrée le 4 mars 1882 Salle Nélaton, n° 15. Au mois d'octobre 1880, apparition d'une scarlatine pour laquelle la malade entre à la Pitié d'où elle sort guérie le 5 novembre.

Quatre jours après sa sortie, elle eut la fièvre typhoïde pour laquelle elle resta à l'hôpital Tenon jusqu'au cinq janvier. Quelques jours avant sa sortie, la malade s'aperçoit que ses chevilles sont légèrement enflées. L'œdème augmente bientôt et gêne la marche ; puis apparaît la bouffissure des paupières. Vers la même époque, la malade ressent de violents maux de tête. Elle mange mal et remarque que la nuit elle se lève jusqu'à 7 ou 8 fois pour uriner. La quantité d'urine rendue à chaque miction est très faible. Cette pollakiurie s'est répétée en décembre 1881 et janvier 1882 durant chaque fois 8 ou 15 jours. En même temps la malade éprouvait, à la fin de la miction, une cuisson assez violente, localisée dans la vessie, et une sensation de constriction très vive durant environ deux minutes. La malade accuse à cette époque des crampes violentes, des démangeaisons qui la font se gratter jusqu'au sang. Plus tard, elle a des accès d'oppression, surtout la nuit. Il y a 8 mois, c'est-à-dire en août 1881, surdité à l'oreille gauche qui s'est améliorée depuis : diminution d'acuité de la vue qui progresse et l'empêche actuellement de coudre.

Il y a 7 mois, en septembre 1881, elle fut prise de vomissements incoercibles pendant quinze jours. Le même phénomène s'est répété en janvier 1882.

Depuis 6 mois la malade saigne des gencives. Il y a trois semaines, elle a été prise de violentes douleurs de reins qui persistent encore au moment de son entrée à l'hôpital, le 4 mars.

Elle a des battements de cœur sans bruit de galop, ni souffle.

Pas de trace d'albumine dans les urines.

On fait le diagnostic : mal de Bright. On traite la malade par le régime lacté, l'acide gallique et le chlorure de sodium.

14 mars. L'œdème des jambes a disparu : la malade urine trois litres.

15 mars. 2 litres et demi d'urine. Pas d'albumine. 6 grammes d'urée par litre.

Le 16. Saignement des gencives. Céphalalgie intense. Un peu d'œdème des malléoles. Deux litres et demi d'urine.

Le 17. Trois litres d'urine. Hématémèse légère.

Le 18. Deux litres et demi d'urine trouble. Nausées. Accès d'oppression.

Le 19. Trois litres d'urine. Démangeaisons dans les jambes.

Le 20. Trois litres d'urine.

Le 27. Deux litres d'urine. Syncope. L'examen des urines révèle pour la première fois vingt centigrammes d'albumine par litre.

Le diagnostic de mal de Bright fut posé dès le premier jour par M. Dieulafoy, et il persista dans son opinion, bien qu'il ait été plus d'un mois sans découvrir d'albumine.

OBSERVATION IV.

La petite fille qui fait le sujet de cette observation avait, au début de sa maladie, éprouvé de l'incontinence d'urine : peu à peu elle tomba dans un état graduellement cachectique, fut prise une fois de convulsions, et finit par succomber, au bout de deux ans, après avoir présenté, dans les derniers jours seulement, de l'albuminurie, des accès convulsifs, du coma et quelques autres symptômes d'une importance moindre. Jamais on ne put constater ni anasarque, ni cylindres microscopiques dans l'urine.

Autopsie. — Poumons emphysómateux, hypertrophie du ventricule gauche du cœur.

Glandes rénales atrophiées, surtout à droite, coloration plus foncée en outre qu'à l'état normal.

La surface des reins, notamment du rein droit, est granuleuse, et des bandes fibreuses plongeant dans l'intérieur du tissu, peuvent être aisément distinguées après l'ablation de la capsule externe. La substance glandulaire est coriace, dure à la coupe, et la portion corticale paraît réduite proportionnellement à la pyramidale.

Le rein droit renferme deux ou trois kystes. Point de coloration brune par l'iode.

Nulle trace d'œdème sur aucune partie du corps.

Examen microscopique des reins.

Additionnées d'une goutte d'acide acétique, les râclures enlevées à la surface d'une coupe laissent voir au milieu des débris, un certain nombre de cylindres granuleux et beaucoup de globules huileux, ainsi que des cellules épithéliales.

Sur des coupes, voici ce que l'on constate :

1° Nouvelle production du tissu fibroïde fortement nucléé, plus ou moins répandu, mais particulièrement abondant autour des vaisseaux ; çà et là, prolongements pénétrants de' la capsule dans l'intérieur ;

2° Rétrécissement de certains tubes par compression, distension d'autres tubes par des cellules épithéliales qui semblent s'être échappées d'un tube rompu ;

3° Epaississement des artères.

On est évidemment en présence d'une hypergénèse de tissu fibroïde entre les tubes, et les altérations présentées par ceux-ci ne sauraient être que secondaires et consécutives.

(Revue des sciences médicales).

OBSERVATION V.

Néphrite interstitielle. — Urémie

par Siredey et Decaudin (Bulletin de la Société anatomique).

Mège, Antonin, âgé de vingt-cinq ans, chapelier, entre le 7 février dans le service du docteur Brouardel.

Antécédents morbides : convulsions et paralysie infantile, traduite par un pied-bot valgus ; scarlatine et fièvre typhoïde à des époques qu'il ne peut préciser; ni alcoolisme ni syphilis.

Il a déjà séjourné à l'hôpital pour une bronchite accompagnée d'accidents faisant penser à l'existence d'une intoxication dont on ne peut d'ailleurs préciser la nature. On pensa, toutefois à un début de tuberculose, car il cracha un peu de sang. Il sortit au bout de quinze jours légèrement amélioré.

Il rentre à l'hôpital pour les mêmes accidents, bronchite avec accès d'oppression qui l'empêchent de continuer son travail.

Garçon faible, délicat, de teinte pâle, ayant le facies intelligent, l'œil vif; cependant portant les traces d'une souffrance intime, dont rien physiquement ne donne l'explication. On croit toujours, en l'absence des signes pulmonaires, qu'on est en présence, ou d'une phthisie latente au début, ou même d'une affection pulmonaire telle que : pneumonie interstitielle d'origine professionnelle (poussière de chapellerie) ne se révélant encore par aucun signe à l'auscultation.

Il dort difficilement, mange mal, s'anémie progressivement, a des nausées continuelles et rend des crachats filants striés de sang. Quoiqu'il en soit, il peut se lever, aller au jardin, n'a pas d'œdème des membres.

Rien dans les urines.

Il reste dans cet état de malaise inexplicable pendant trois ou quatre semaines. La faiblesse va croissant sans qu'on puisse fixer un diagnostic précis.

Au mois de mars les phénomènes s'accentuent, on dirait un asthmatique sans symptômes appréciables par l'examen physique.

9 mars — Un peu de matité aux deux bases surtout à gauche en arrière.

Le foie est gros, très douloureux à la pression.

La dyspnée s'accroît, bien que l'auscultation ne révèle aucun changement dans l'état de ses poumons.

Les vomissements se répètent tous les jours et presque à chaque instant.

La faiblesse augmente. Il ne peut plus quitter le lit où, semblable à un asystoliqne, il reste sur son séant, son crachoir ou une cuvette entre les jambes.

Le pouls est petit et fréquent, 120 pulsations, 40 respirations à la minute.

Le cœur est un peu volumineux à la percussion.

Température normale. Trouble léger de la vue-

16 mars. — Un peu d'œdème à la face dorsale du pied et aux malléoles. Insomnie. Vomissements. Les troubles de la vue s'accentuent.

30 mars. — L'analyse des vomissements donne 0 gr. 089 d'urée par litre.

31 mars. — Dyspnée excessive. Foie douloureux et augmentant de volume , 20 cent.

On ne trouve pas d'albumine dans les urines.

On applique des ventouses sur la région du foie. Le sang des ventouses donne 1 gr. 07 d'urée par litre.

6 Avril.— Ventouses scarifiées au côté gauche de la poitrine. 1 gr. 50 d'urée par litre de sang. L'œdème augmente considérablement. Douleur dans les jambes.

12 avril. — Pour la première fois nuage d'albumine très peu appréciable dans les urines.

25 avril. — Somnolence formant contraste avec l'agitation des jours précédents.

27. L'agitation reparaît dans la nuit et le malade meurt le 30, au matin.

Anurie complète dans les 24 dernières heures.

La température a peu varié de 37°2 à 37°4.

3 ou 4 fois seulement elle est descendue au-dessous de 36°.

Les urines ont varié comme quantité de 100 cent. à 1 litre 900 et l'urée de 9 gr. à 17.18 par litre.

Quant à l'albumine des urines, elle n'a été trouvée qu'une seule fois (12, 13, 14 avril) et sous forme de nuage qu'on n'a pu doser et qui n'a plus reparu.

Les matières fécales, les vomissements et le sang ont été analysés et contenaient de l'urée en proportion anormale, sans toutefois être excessive.

Autopsie le 1ᵉʳ mai.

Liquide jaunâtre dans la cavité abdominale, dans la plèvre droite. Adhérences pleurales interlobaires.

Broncho pneumonie à droite. Poumon rouge, hépatisé, ne surnageant pas. Cœur. Ecchymoses sous-péricardiques. Cœur hypertrophié, surtout au ventricule gauche, dont les parois mesurent 2 cent. 1/2 d'épaisseur. Orifices sains.

Foie pesant 1,130 gr., foie muscade rouge, un peu gros, nullement altéré dans la forme.

Reins atrophiés. Le rein droit pèse 70 grammes et le rein gauche 60; ils sont très petits, mais ils ont conservé leur forme. Leur consistance est dure, les pyramides sont parfaitement distinctes. L'atrophie porte sur la substance corticale qui a disparu à peu près complètement. Enveloppe très adhérente recouvrant une surface granuleuse, bosselée. Les granulations sont d'un blanc jaunâtre, sur un fond rouge; sur la coupe des reins, on note aussi une dégénérescence graisseuse des parties qui entourent les pyramides, tranchant par leur aspect sain et violacé, sur le fond dégénéré granulo-graisseux.

La vessie est complètement vide.

Cerveau. Un peu d'œdème et d'épaisissement des méninges à la convexité.

Lorsqu'à une date plus ou moins éloignée du début de l'affection on a constaté la présence de l'albumine dans l'urine, il est un fait que l'on observe souvent: c'est la

disparition de cette albuminurie. Bartels a observé plusieurs fois la disparition passagère de l'albumine dans
l'urine ; Todd et Johnson ont montré depuis longtemps
que c'était le cas de l'albuminurie des goutteux, qui
survient pendant l'accès de goutte et cesse presque avec
lui.

La plupart des pathologistes insistent avec raison sur
ce caractère. « Il ne faudrait pas trop vite se hâter de
conclure de son absence (l'albuminurie), à la non-existence du rein contracté, car on a signalé des cas où
l'albuminurie était temporaire et comme intermittente. »
(Rendu, loc cit.)

« Il est des cas où l'albuminurie est intermittente et
n'apparaît qu'à certains moments : il faut connaître ces
particularités et ne pas s'exposer à rejeter le diagnostic
de mal de Bright parce que l'albumine aura fait défaut
dans les urines. » (Dieulafoy, Manuel de Pathologie
interne.)

Pour Lécorché « ce n'est pas d'emblée que se montre
l'albuminurie permanente : elle présente pendant des
mois, des années même, des oscillations plus ou moins
accusées et ce n'est qu'au bout de plusieurs années de
cette marche irrégulière, qu'elle s'établit à demeure. »
(Lécorché, Archives générales de médecine 1874. Vol. I.)

Bartels a constaté plusieurs fois l'apparition et la disparition alternatives de l'albumine dans les urines.

Chez un de ses malades on constatait la présence de
l'albumine dans les urines éliminées pendant la journée
quand le malade se levait et se promenait. Par contre il
n'y en avait pas dans les urines émises la nuit. Cette
alternance dans la présence ou l'absence d'albumine dans
les urines, suivant que le malade se promenait dans la
salle ou au dehors, ou qu'il passait son temps au lit, se
maintint pendant les sept mois qu'il resta en observation.

Les variations survenant dans la même journée, ne sont pas cependant le fait le plus important de l'intermittence de l'albuminurie au point de vue du diagnostic· Souvent, voici ce que l'on observe : Pendant un ou plusieurs jours on trouve des urines albumineuses, puis subitement, l'albumine disparaît ; des recherches prolongées pendant plusieurs jours consécutifs, même plusieurs semaines, ne peuvent plus révéler son existence. On croit alors le malade guéri, mais ensuite l'albumine réapparaît après un laps de temps plus ou moins long.

On conçoit que si l'on fait de l'albuminurie un symptôme pathognomonique des néphrites , le clinicien soit exposé à faire des erreurs grossières de diagnostic.

Et cela se produirait avec une facilité plus grande encore si la disparition de l'albumine persistait plusieurs mois, comme nous en avons vu des exemples.

L'examen des urines, répété chaque jour et longtemps continué avec soin, permettra seul de reconnaître ces variations.

Un fait moins bien établi, moins bien accepté par les pathologistes, c'est la non apparition de l'albuminurie dans la néphrite interstitielle : La plupart des auteurs regardent l'albuminurie comme un phénomène constant des néphrites ; abondante dans la néphrite parenchymateuse , elle est réduite à une quantité minime dans la sclérose rénale, sujette parfois à des disparitions passagères et de courte durée.

Bartels considère l'albuminurie comme un symptôme des plus caractéristiques des lésions rénales et ne pense pas, d'après ses nombreuses observations, qu'une néphrite puisse évoluer sans albuminurie.

Cependant il cite un cas dans lequel l'examen le plus attentif n'a pu lui faire découvrir ce symptôme. Ce n'est qu'a l'autopsie qu'on put reconnaître la nature de l'affection.

OBSERVATION VI.

(Empruntée à Bartels).

Un jardinier de Kiel, âgé de 56 ans, qui avait mené longtemps une vie d'aventurier est amené à la clinique sans connaissance. Depuis longtemps il était adonné à la boisson et depuis quatre semaines ses forces diminuaient beaucoup.

A son entrée à l'hôpital, on trouve une température rectale de 28°8, le pouls radial était insensible, de même que le choc du cœur. On entendait faiblement les bruits du cœur à l'aide du stéthoscope. On tâcha de réchauffer le malade au moyen de bains, à 40°, et ce ne fut que le 1ᵉʳ février, cinq jours après son entrée qu'on put en cesser l'emploi.

Dès le premier jour, on dut sonder le malade pour avoir de l'urine. Le 29 janvier on recueillit 425 cent. cubes d'urine, limpide, d'une teinte brune foncée, assez prononcée, légèrement acide d'un poids spécifique de 1,013 et ne contenant pas d'albumine.

Lorsque le malade fut un peu remis, on constata qu'il était en proie à des hallucinations et qu'il délirait constamment. En même temps, le 2 février, la température rectale descendit encore jusqu'à 35°.

L'appétit ne revint que le 7 février. A partir de ce moment, la température et le pouls restèrent dans les limites normales, mais le délire augmenta, de sorte que souvent la nuit le malade se promenait dans la salle.

Il était difficile de recueillir l'urine, cependant on réussit, quatre jours différents, à recueillir toute l'urine sécrétée.

La quantité variait en 850 et 1050 cent. cubes, le poid spécifique entre 1.012 et 1.018.

Mais il fut impossible d'y trouver aucune trace d'albumine, et il y avait si peu d'urée, que jamais on n'en put trouver plus de 10 gr. par jour.

Le 20 février on le vaccine : il se développe six pustules vaccinales tout à fait normales.

Mais dès le 26, la température monte à 39° pour augmenter les jours suivants.

Depuis le début de la fièvre, urine rare et contenant de petites quantités d'albumine.

Le malade mourut le 3 mars, au matin.

Autopsie. Les deux reins sont placés au milieu d'un pannicule adipeux, très épais.

Rein droit diminué de volume, long de 105 millimètres. Capsules très adhérentes, surface inégale, granuleuse, parsemée de kystes nombreux, de volume variable. Sur la coupe, le parenchyme est pâle, gris rouge, les pyramides petites, la substance corticale peu consistante.

Rein gauche très petit, longueur 83 millimètres, largeur 33 mill., épaisseur 23 mill.

Capsule partout très adhérente, surface inégale granuleuse, avec quelques kystes de volume variable.

Vessie très distendue par une urine donnant un sédiment assez abondant d'une teinte brun foncé, acide et qui, lorsqu'on la chauffe, se trouble à peine.

Pas de traces d'œdème du tissu cellulaire sous-cutané.

(Bartels, traité des maladies des reins).

En dehors de l'absence d'albumine dans les urines, notons, comme un fait excessivement curieux, cet abaissement considérable de la température, sans que la mort en résulte.

Tüngel, de son côté, avait remarqué que souvent l'urine de malades atteints de sclérose rénale dévoilée à l'autopsie, n'avait pas contenu d'albumine. Comme il attachait une grande importance à l'existence de ce symptôme , il lui arrivait souvent de faire des erreurs de diagnostic.

En France, quelques auteurs partagent la même opinion. Lécorché, entre autres, est très explicite : dans le mémoire qu'il a publié en 1874 dans les archives de médecine, il dit : « L'urine ne contient pas fatalement de l'albumine. La maladie peut évoluer complètement, sans qu'on en rencontre trace. La néphrite interstitielle, vierge de toute complication parenchymateuse, ne contiendrait pas d'albumine. »

Dieulafoy exprime à peu près la même idée. « L'absence d'albumine n'est pas suffisante pour abandonner le diagnostic d'une néphrite interstitielle. »

Pour M. Strauss c'est un fait bien connu que des lésions interstitielles peuvent évoluer sans albuminurie.

Les auteurs anglais semblent encore plus catégoriques.

Nous avons déjà vu que la plupart d'entre eux, adoptant les idées de Milner Fothergill, admettaient un stade préalbuminurique dans la néphrite interstitielle.

Mahomed va plus loin. Dans une communication faite en 1881 au congrès de Londres, il s'étend longuement sur les néphrites sans albumine.

Son travail est basé sur 61 cas dans lesquels l'urine n'en contenait pas. Chez presque tous, le diagnostic put être fait pendant la vie. 21 de ces cas furent mortels et l'autopsie démontra, que réellement les reins avaient subi une dégénérescence scléreuse.

Dans un article paru dans Guy's Hopital Reports, il exprime encore les mêmes idées : Ni l'albuminurie, ni l'hydropisie n'existent habituellement dans le mal de Bright chronique: ces symptômes, quand ils apparaissent, indiquent l'existence d'altérations aiguës ou épithéliales.

Certains malades sont enlevés par des accidents urémiques, qui peuvent survenir, sans qu'il y ait jamais eu d'albumine, et qui affectent le plus souvent la forme cérébrale.

Enfin, nous trouvons les mêmes idées exprimées dans un article paru dans le New-York medical journal, en novembre 1882.

D'après l'opinion de ces différents auteurs, on voit donc que la néphrite interstitielle peut évoluer, sans que l'on trouve de l'albumine dans les urines.

On pourra objecter peut être, que l'albuminurie n'a pas été notée, parce qu'on s'est contenté d'un examen superficiel, qu'on n'a pas pris soin de rejeter toutes les causes d'erreur; que pour affirmer aussi nettement une pareille assertion, il faut avoir fait chaque jour, et avec le plus grand soin, l'analyse des urines.

Je ne sais quelles précautions ces auteurs ont prises, pour se mettre à l'abri de différentes causes d'erreur ; mais pour qui sait le soin qu'ils apportent à leurs travaux, leur grande honnêteté scientifique, il n'y a pas de doute, que les cas qu'ils rapportent, ont été bien observés.

Un fait, qui semblait aller à l'encontre de tout ce qui a été admis dans l histoire des néphrites, a dû frapper ces différents cliniciens. Ils se sont demandé, s'il n'y avait pas défaut d'observation, et ils se sont certainement entourés de toutes les précautions nécessaires.

Pour notre part, dans les faits que nous avons observés, nous avons analysé les urines chaque jour et avec le plus grand soin. Nous nous sommes servi de la chaleur et de l'acide azotique. Craignant que ces différents réactifs ne fussent pas assez sensibles, nous avons employé simultanément le réactif de Tanret, qui révèle, comme on le sait, de très faibles doses d'albumine. Chaque jour, nous examinions les urines avec ces trois réactifs et ce n'est que lorsque ni l'un ni l'autre ne déterminait le moindre louche, que nous nous croyions autorisé à admettre l'absence d'albumine.

Nous divisons nos observations en deux groupes. Le

premier comprend tous les cas de néphrite interstititielle diagnostiqués ou non pendant la vie, et qui furent suivis d'autopsie.

Ces faits ont pour nous une grande valeur, parce que ils ont été, pour la plupart, observés sans idée préconçue et que bien souvent l'autopsie seule révélait la véritable nature d'une affection, qui avait passé inaperçue.

OBSERVATION VI.

Femme de 48 ans, qui, dans un état de santé assez bon, sans avoir eu d'œdème des jambes, fut atteinte de gonflement des paupières, d'amblyopie, de vertige.

Le lendemain, convulsions épileptiformes, délire, hémiplégie droite. Ces symptômes disparaissent, excepté l'hémiplégie, pour laisser place à des vomissements, de l'hébétude, de la céphalalgie : au bout de douze jours, convulsions violentes et mort en quelques heures.

Le cœur ne présentait aucun bruit anormal, les urines ne contenaient pas d'albumine.

Si cette femme succombait à l'urémie, on devait s'attendre à trouver le petit rein contracté. Le cerveau était parfaitement sain, mais les reins étaient fort malades. Le gauche seul, petit pesait 56 grammes ; la substance corticale avait disparu en grande partie.

Kystes nombreux ; mais la surface était lisse et la coupe blanc-grisâtre. Le droit pesait 218 grammes, il était blanc, lisse et l'hypertrophie portait sur la substance corticale.

L'examen histologique a montré dans le gros rein un développement considérable de tissu conjonctif intercanaliculaire, une légère atrophie des tubuli et des glomérules ; dans le rein atrophié, le tissu conjonctif, passé à l'état fibreux, a détruit presque complètement les autres éléments.

MAURICE RAYNAUD,
(Revue des Sc. méd., tome 6).

Observation VII.

Néphrite interstitielle. — Congestion pulmonaire.

par P. Berdinel. (Société anatomique 27 mars 1877).

Geoffroy Pierre, 34 ans, peintre en bâtiments, est entré le 20 mars 1877 à la Pitié, service de **M**. Desnos, dans un état de dyspnée et de subdélirium, qui ne lui permet pas de répondre aux questions qu'on lui pose.

On apprend cependant que c'est un buveur, que depuis neuf mois, il est assez sérieusement malade pour garder le lit.

Etat actuel. Surcharge graisseuse énorme de tout le corps accompagnée d'un peu d'œdème. Face bouffie, yeux hagards et injectés, dyspnée énorme (65 à 70 respirations par minute).

Rien d'anormal dans les poumons.

La matité du cœur semble augmentée ; les bruits sont sourds, très éloignés et masqués par le bruit respiratoire.

Bruit de souffle très intense, dont le maximum est à la pointe et remplace le premier bruit et le petit silence. Pouls petit et fréquent.

L'urine est très rare. Pas trace d'albumine ni de sucre. Quantité énorme de carbonates et d'urates.   ,

Le 1er avril, épitaxis. Délire plus accentué. Râles crépitants fins dans les deux poumons.

Température rectale 39,9.

La mort arrive le 4 avril.

Autopsie. Cœur énorme et comme étouffé dans une gangue adipeuse. Le ventricule gauche est très notablement hypertrophié. Ses parois ont 2 cent. et demi d'épaisseur. Les fibres musculaires sont infiltrées de granulations graisseuses et la coupe du ventricule à une teinte jaunâtre très marquée.

Les orifices sont intacts et les valvules ne présentent pas d'athérome.

Le cœur droit ne présente rien d'anormal.

Le foie est gras : la rate saine.

Le rein droit est petit, ratatiné, irrégulier : il ne pèse que 125 gr. Il est dur, criant sous le scalpel ; à la coupe, on voit que la substance corticale est détruite : il est d'un gris rosé ; c'est l'aspect classique du rein goutteux.

On y trouve quelques cavités kystiques.

Le rein gauche présente les mêmes lésions, mais à un degré bien moins avancé. L'atrophie commence à peine. Il n'offre pas de kyste.

<hr>

OBSERVATION VIII.

Atrophie insolite chez une femme morte d'urémie.

Moutard-Martin. (Progrès Médical 1875).

K., 55 ans, entre le 23 décembre 1874, à l'hôpital Saint-Antoine. Elle est dans un état d'asphyxie alarmant ; de gros râles muqueux, disséminés dans toute la poitrine, empêchent absolument l'auscultation du cœur. Trente ventouses sèches sont appliquées le soir même. Le lendemain, on remarque que la malade est pâle, que son visage est œdématié ; un œdème assez prononcé se voit également aux deux membres inférieurs et même à la partie interne des cuisses. L'urine examinée ne contient pas d'albumine : l'urée n'est pas dosée.

La malade étant plus tranquille, on constate alors les signes d'une dilatation bronchique généralisée et caractérisée par des râles muqueux inégaux, et par places, de véritables râles sous crépitants. Ces lésions sont bilatérales et occupent surtout le côté droit en arrière : la matité y est insignifiante ; la malade n'a jamais eu d'hémoptysie. Les bruits du cœur sont sourds, mais on ne trouve aucune altération de leur rhythme. Le foie dépasse un peu les fausses côtes.

Dans les trois jours suivants, l'asphyxie revient et augmente peu à peu, la malade est dans le coma, enfin, elle succombe le 27, à trois heures.

A l'autopsie, dilatation bronchique généralisée avec congestion localisée à droite en arrière. Pas de tubercules dans les poumons. Le cœur n'a pas d'altérations valvulaires. Le foie est augmenté de volume. La surface du rein gauche est mamelonnée et offre des tubercules saillants de volume variable. Il ne sont pas ramollis. Parenchyme nettement graisseux.

Le rein droit est perdu dans le tissu cellulaire : il pèse 15 grammes : sa surface est hérissée de saillies analogues à celles de l'autre rein ; mais on remarque deux points où son parenchyme ramolli laisse voir après incision, deux amas de matière caséeuse.

<hr>

OBSERVATION IX.

(Empruntée à Lancereaux).

H., âgé de 35 ans, peintre en bâtiments.

Il a présenté pendant la vie un œdème léger et ultime au niveau des malléoles. Il fut pris de vomissements, de diarrhée, et présenta, en outre, des signes de tuberculose.

Il avait de la bouffissure de la face, et mourut dans un état semi-comateux.

On ne trouve pas d'albumine dans les urines.

A l'autopsie, les deux reins sont altérés et diminués d'un tiers. La capsule est adhérente, la surface inégale. La substance corticale est jaunâtre, ferme, atrophiée, infiltrée de quelques kystes ; épaississement de la substance conjonctive.

Le cœur est hypertrophié, jaunâtre : on remarque une insuffisance légère des valvules aortiques. L'aorte large, offre sur plusieurs points les nodosités de l'artérite. Même altération des artères rénales et cérébrales.

OBSERVATION X.

Kyste de l'ovaire droit. Ovariotomie. Néphrite interstitielle

par MM. Doyen et Barral.

La nommée P..., Mélanie, âgée de 40 ans, blanchisseuse, entre le 9 août dans le service de M. Strauss, avec tous les signes d'un kyste de l'ovaire. Urines abondantes : tro:s litres à trois litres et demi par jour. On ne constate ni sucre ni albumine.

A l'autopsie, les reins paraissent gras, et au microscope présentent des lésions interstitielles diffuses. Le stroma conjonctif est généralement épaissi, surtout autour des artérioles dont la couche sus-endothéliale est assez régulièrement hypertrophiée.

Dans les tubuli, pas de cylindres hyalins.

OBSERVATION XI.

due à mon excellent ami le docteur Lavrand.

Boidin, Édouard, 47 ans, charbonnier, entre à l'hôpital, le 2 novembre.

Depuis trois jours, ses pieds sont glonflés, mais il n'éprouve aucune douleur.

Il ne peut plus marcher.

L'appétit est bon ; cependant depuis 6 mois, il aurait de temps en temps des régurgitations.

Dans la poitrine, signes d'emphysème pulmonaire.

Rien d'anormal dans les bruits du cœur.

La pointe bat dans le 6me espace intercostal en dehors du mamelon.

Il présente un amaigrissement assez prononcé qui aurait débuté il y a 6 semaines.

Pas de céphalalgie ni de troubles de la vue.

3 novembre. — Les urines sont très pâles , elles présentent par la chaleur un dépôt qui disparaît avec effervescence en traitant par l'acide acétique.

On n'y trouve ni sucre ni albumine.

Le malade a l'air égaré et reste longtemps pour répondre. Il vomit vers midi.

4 novembre. — Même état général. Les pupilles sont contractées. A encore vomi.

6. — L'hébétude est moins grande, il répond mieux ; pas de vomissements.

8. — Au matin, état général bon, il mange un peu dans la journée.

A 8 heures du soir, il est pris subitement de délire, d'hallucinations ; il croit que son voisin veut le tuer.

9. — État comateux plus ou moins prononcé, mais d'assez courte durée.

Vers 8 heures, il a l'air égaré, quand on lui parle, il répond lentement et avec effort, puis vient une nouvelle crise qui est caractérisée par des contractures généralisées, mais sans mouvements. La durée en est de quelques minutes.

La sensibilité est seulement émoussée.

Il a vomi au moins 150 gr. de liquide analogue à du pus mélangé de sang.

10. — Nouvelle crise comme la veille. Il a encore vomi comme hier.

L'intelligence s'obscurcit de plus en plus.

L'état comateux persiste une partie du jour.

13-14. — Il est somnolent et ne répond plus aux questions. Incontinence des matières fécales.

Rétention d'urine.

La température n'a pas dépassé 37°5.

Jamais on n'a trouvé d'albumine dans les urines.

Il meurt dans la journée du 14.

Autopsie. — Anévrysmes miliaires multiples, siégeant au niveau des circonvolutions frontales et surtout à l'intérieur de ces circonvolutions,

Piqueté hémorrhagique des circonvolutions frontales les plus voisines du sillon de Rolando, piqueté formé par de petites taches rouges ou brunes lenticulaires, dont quelques-unes sont saillantes sous forme de grains, et se prolongeant jusqu'au bulbe par les pédoncules.

Pas d'œdème cérébral.

Poumons légèrement emphysémateux, parsemés de quelques granulations d'anthracosis.

Aucune adhérence.

Coloration grisâtre ou légèrement rosée dans les parties déclives.

Cœur. — Un peu d'hypertrophie, myocarde rougeâtre, endocardite chronique, épaisissement fibreux de la valvule mitrale, rétraction des tendons au niveau du pilier principal. Valvules aortiques saines, ainsi que l'embouchure des coronaires.

Pas de plaques d'athérome dans l'aorte.

Trois plaques fibreuses à la surface du péricarde viscéral.

Le cœur droit est sain.

L'estomac est vide, rétracté, recouvert par les anses intestinales.

Le foie est petit, 1050 gr., ferme, taches jaunâtres de la dimension d'une pièce de cinq francs sur la surface convexe.

Les reins sont petits, le droit pèse 115 et le gauche 130 grammes.

La surface est irrégulière, déprimée en certains points comme au niveau d'infarctus.

La substance corticale a presque complètement disparu. Le sommet des pyramides, surtout de celles qui correspondent aux parties déprimées, est blanchâtre au lieu d'être rouge.

Le côté droit est plus atteint que le gauche.

Les bosselures qu'on trouve à la surface du rein, ne reproduisent en rien l'aspect du lobule normal.

Vessie saine, quoique distendue par l'urine.
Pas d'hypertrophie de la prostate.
La rate est petite, dure et pèse 60 gr.

Dans le second groupe sont réunis quatre cas, que nous avons suivis dans le service de M. Desplats. Malgré l'absence d'albumine dans l'urine, on porta le diagnostic de mal de Bright : les signes que nous avons observés, nous ont semblé suffisants et assez nets, pour nous permettre de nous prononcer. L'autopsie n'est pas encore venue nous dire si nous nous sommes trompé : nous avons la conviction, néanmoins que, notre jugement n'est pas entaché d'erreur : nous avons d'autant plus raison de parler ainsi, que dernièrement l'autopsie a, dans un cas semblable, et que nous avons rapporté, confirmé notre diagnostic.

OBSERVATION XII PERSONNELLE.

Néphrite interstitielle.

Vande......, tourneur, entré à l'hôpital Ste-Eugénie dans le service de M. Desplats le 13 novembre.

Il y a 7 ans, il eut froid et fut pris d'un mal de reins accompagné de frissons répétés, d'hématurie et d'œdème.

Ces symptômes de néphrite aiguë disparurent pour se renouveler depuis, à quatre ou cinq reprises différentes.

Il n'aurait pas eu d'autre affection.

A son entrée à l'hôpital, la face est pâle, anémiée, légèrement bouffie.

Le pouls est petit, irrégulier, le cœur est hypertrophié et on note à l'auscultation un souffle d'insuffisance mitrale.

Le cœur bat dans le sixième espace intercostal et la pointe est distante de la ligne médiane de 14 centimètres.

On rapporte cette double lésion à sa lésion rénale antérieure.

Le malade est essouflé, ses artères sont un peu dures : parfois il a de la céphalalgie et des troubles de la vue. Un peu d'œdème de la face et des malléoles.

On prescrit cinquante centigrammes d'extrait de convallaria.

Sous l'influence de ce traitement, les urines varient de 1400 gr. à 2600 gr. par jour.

Les urines sont pâles, claires, ne laissent pas de dépôt. La densité ne dépasse pas 1009.

L'examen le plus attentif des urines n'a pu y faire découvrir la moindre trace d'albumine. Cependant avec l'acide nitrique on obtient constamment une coloration rougeâtre due à l'uro-hématine.

Le malade sort le 6 décembre, malgré M. Desplats. L'état général est bon, l'œdème malléolaire a complètement disparu.

OBSERVATION XIII PERSONNELLE.

Néphrite interstitielle.

Deck..., Flore, journalière, entrée à l'hôpital le 22 janvier. Elle a eu la variole à l'âge de 15 ans.

Depuis six mois, elle perd ses forces et présente un œdème passager et vespéral des membres inférieurs. Il y a deux mois, elle éprouva des douleurs lombaires assez vives, fut prise de vomissements et de fièvre.

Peu de temps après, elle remarqua que sa vue diminuait sensiblement. En même temps, elle présenta de l'œdème généralisé, un peu de dyspnée, et une toux augmentant la nuit, mais sans expectoration.

Les urines furent abondantes, pâles et claires. Elle présenta en outre de la pollakiurie : elle était obligée de se lever quatre ou cinq fois la nuit pour uriner.

Ces symptômes ont persisté pendant deux mois : on les retrouve à l'entrée de la malade à l'hôpital.

Affaiblissement général : la face est anémiée, pâle, un peu de bouffissure des paupières : Aux membres inférieurs œdème mou et blanc.

L'appétit est conservé, la digestion se fait bien, un peu de diarrhée.

Dans la poitrine, quelques râles humides aux deux bases. Un peu de dyspnée.

Le cœur présente un peu d'hypertrophie, la pointe est légèrement déviée à gauche. Pas de souffle ni de bruit de galop.

Le pouls est plein, dur, régulier.

Les artères sont nettement athéromateuses.

La malade se plaint de crampes fréquentes dans les membres inférieurs et d'engourdissement des doigts.

Du côté des lombes, douleurs persistantes. Urines pâles, claires, abondantes.

Environ 2,000 centimètres cubes par jour. Densité 1,006.

L'examen le plus attentif ne peut révéler la présence de l'albumine.

Apparition de l'anneau rosé d'uro-hématine avec l'acide nitrique.

On met la malade au régime lacté.

20. Sueurs abondantes la nuit. — Urines 2,100 — Densité 1,007.

21. Sueurs abondantes. Urines 1,900. D. 1.007.

23. La malade veut sortir. L'œdème des jambes a diminué.

OBSERVATION XIV PERSONNELLE.

Néphrite interstitielle.

V...... F......, journalier, entre le 29 novembre 1883 à l'hôpital Sainte-Eugénie.

Ce malade a eu un rhumatisme il y a une vingtaine d'années. Il y a 16 mois, il fut pris, après un refroidissement, d'un frisson, d'un point de côté à gauche et de toux.

Il resta couché huit jours, reprit ensuite son travail pendant quinze jours, s'alita de nouveau et put encore après quelques jours de repos travailler deux mois environ.

A son entrée à l'hôpital, il était pâle comme les albuminuriques, la face était légèrement bouffie. Pas d'œdème des jambes ni d'hypertrophie cardiaque appréciable. Pas d'albumine dans ses urines, qui étaient pâles, claires, abondantes.

Il fut traité par la pilocarpine et sortit quelques mois après, considérablement amélioré.

Il rentra le 26 novembre à l'hôpital, accusant les mêmes symptômes.

La face est pâle, bouffie, les paupières sont œdématiées : il se plaint de vertige, de céphalalgie, de la diminution de l'acuité visuelle.

Il est assoupi, entend mal ce qu'on lui dit et répond difficilement aux questions qui lui sont posées.

On constate au niveau des malléoles un léger œdème qui ne paraît pas remonter très haut.

L'appétit est presque nul.

Le cœur est un peu hypertrophié, le choc de la pointe se fait peu sentir; il en est de même des bruits du cœur.

Le pouls est petit, régulier.

Les urines sont claires, pâles, sans dépôt. Leur quantité varie entre 1500 et 1900 gr. malgré la grande quantité de liquide que lui font perdre les injections de pilocarpine répétées tous les jours.

La densité varie entre 1005 et 1009.

Pendant une grande partie de son séjour à l'hôpital le malade s'est plaint d'accès de toux et de suffocation revenant principalement la nuit. L'examen attentif de sa poitrine n'a jamais pu en faire découvrir la cause.

De temps en temps quelques râles disséminés : le plus souvent on ne trouvait rien.

Il sort à la fin de mars sans que son état se soit amélioré.

Les urines examinées presque chaque jour n'ont jamais donné la réaction de l'albumine.

L'acide azotique a toujours donné au contraire la réaction de l'uro-hématine.

Voilà un malade qui a été observé pendant près d'un an, sans que jamais on ait pu découvrir la moindre trace d'albumine dans les urines.

Observation XV personnelle.

Marie L......, entrée à l'hôpital Sainte-Eugénie le 5 juillet. C'est une ancienne infirmière, assez instruite des choses de la médecine; intelligente, qui s'observe et rend bien compte de ce qu'elle éprouve. Elle n'a pas eu d'enfants, elle a été réglée assez tardivement, ses règles ont toujours été peu abondantes, et elles ont cessé de bonne heure, à 36 ans, et cela sans motif apparent.

En 1870, elle eut un rhumatisme articulaire aigu, généralisé, accompagné de manifestations cardiaques, dont elle présente encore aujourd'hui les traces : on constate, en effet, un souffle à la pointe occupant le petit silence. Pas de signes d'hypertrophie.

Depuis cette maladie, elle n'ignorait pas qu'elle avait une affection du cœur : elle présenta de temps en temps, un peu d'œdème malléolaire, quelques palpitations, mais elle ne s'en préoccupait pas.

Il y a deux ans, survinrent de nouveaux phénomènes, qui ont persisté et qui n'ont fait qu'augmenter d'intensité.

Le premier symptôme fut de la céphalée, persistante, très pénible, dont elle n'a pu se débarrasser; elle augmente par la lecture, l'application intellectuelle. Le simple fait d'entendre parler, exaspère ses douleurs, et nous la vîmes plusieurs fois porter la main à la tête pendant le cours de notre interrogatoire.

En même temps, elle présenta quelques troubles de la vue, elle se plaint d'abord de diminution de l'acuité visuelle, puis il lui semble voir des mouches volantes, lorsqu'elle regarde fixement un objet.

L'ouïe a été aussi intéressée : elle prétend entendre moins bien : cependant actuellement, ce sens ne paraît pas très affecté, car on peut se faire entendre sans effort.

A cette époque, les membres inférieurs étaient œdématiés, la face était bouffie, surtout la nuit. Se couchait-elle sur son côté droit ? la joue de ce même côté était un peu plus volumineuse le lendemain matin. Ses forces ont diminué notablement, elle a maigri, sa couleur s'est altérée. La peau est sèche.

Elle éprouve dans le courant de la journée, des démangeaisons insupportables sur tous les membres, et des crampes dans les mollets. Parfois, sans cause appréciable, elle voit l'extrémité de ses doigts pâlir, et elle perçoit une sensation spéciale dite de doigt mort. Aux mêmes moments sa vue se trouble et la malade ne distingue plus rien.

Elle accuse, en outre, de la polyurie; ses urines sont claires et ne laissent aucun dépôt.

Ces signes ont paru si nets que malgré le résultat négatif de l'examen des urines au point de vue de l'albumine, M. Desplats n'a pas hésité à porter le diagnostic de maladie de Bright.

Mais sommes-nous réellement en présence d'un mal de Bright ? on peut nous objecter que nous n'avons pas de preuve matérielle de lésion du rein. Nous croyons cependant que l'ensemble des symptômes que nous avons notés ne correspond à aucune autre affection.

Dégénérescence amyloïde. — Les divergences que nous avons constatées entre les pathologistes au sujet de l'absence de l'albuminurie dans la néphrite intertielle, nous les retrouvons pour la dégénérescence amyloïde du rein.

Pour Bartels, la constatation de l'albumine dans l'urine paraît une condition indispensable pour le diagnostic du rein amyloïde.

Le professeur Jaccoud insiste sur les variations de quantité de l'albumine et en fait un signe caractéristique.

M. Rendu est du même avis.

En revanche, Lecorché est d'un avis diamétralement opposé : « Lorsque la dégénérescence amyloïde existe à l'état de pureté, elle ne se traduit que par les troubles que nous venons de signaler (polyurie, abaissement du chiffre de l'urée, de l'acide urique, de l'acide phosphorique, et de la plupart des sels), *l'albuminurie n'existe pas*. Mais, au bout d'un certain temps, elle se complique d'affections locales (néphrite parenchymateuse et interstitielle). C'est alors qu'on voit survenir certains autres symptômes sur lesquels nous allons appeler l'attention : c'est alors. qu'on constate la présence de l'albumine dans l'urine. » (1).

Nous retrouvons chez cet auteur les mêmes idées, sinon les mêmes termes que pour la néphrite interstitielle.

Labadie Lagrave croit cependant « que l'opinion de Lecorché est trop absolue et que l'altération amyloïde des parois des vaisseaux glomérulaires suffit pour permettre à l'albumine de transsuder hors du sang, mais il est certain que, contrairement à l'opinion de Bartels, le rein peut être envahi par la dégénérescence amyloïde sans que l'urine contienne de l'albumine. »

Les travaux de Litten, et surtout le mémoire de M. Strauss, publié dans l'*Union médicale* en octobre

---

(Lecorché, *Traité des maladies du rein*, Paris, 1875, p. 669).

1881, ont éclairé la question d'un jour tout nouveau. Il n'est plus permis de prétendre que l'albuminurie est un phénomène constant dans la dégénérescence amyloïde du rein. Les observations rapportées par Litten, Strauss et plusieurs autres ont démontré que l'opinion de Bartels, de Jaccoud, etc., était trop absolue. Peu de cas semblables, il est vrai, ont été publiés (1) ; nous n'avons pas eu la bonne fortune d'en rencontrer se présentant dans des conditions d'observations aussi précises. Aussi nous nous contenterons de reproduire le cas publié par M. Strauss et un autre dû à Litten , cas très intéressant au point de vue de la localisation des lésions.

OBSERVATION DE LITTEN (résumée) XVI.

Jeune homme de 17 ans phthisique, entré le 13 mai, mort le 9 août, cavernes pulmonaires, fièvre hectique, sueurs nocturnes, diarrhée, augmentation de volume et de consistance de la rate et du foie.

Pas d'albumine dans les urines, pas de cylindres, quantité quotidienne d'urine qui devient foncée trouble et tombe à 500 à 600 gr. Densité 1,020. Les urines examinées tous les jours ne renferment jamais d'albumine. L'ébullition à la suite de l'addition d'une solution concentrée de sel de Glauber et d'acide acétique ne déterminait pas le moindre trouble. Pas de cylindres dans les sédiments.

A l'autopsie, outre les lésions de la tuberculose, on constata

---

(1) Nous ne connaissons que les quatre cas observés par Litten et un cinquième publié par deux élèves d'Oppolzer, Pleishl et Klob. Rosenteen , Waldenburg, Sénator, Lichtheim en ont aussi rapporté d'autres exemples.

la dégénérescence amyloïde du foie, de la rate, de l'intestin et des reins.

Le rein gauche, (le rein droit fut laissé intact afin d'être injecté). est parsemé à la surface et sur la coupe de rares tubercules miliaires et de quelques noyaux tuberculeux blanc jaunâtres, un peu volumineux.

La substance corticale de largeur normale est pâle, blanc jaunâtre.

Par l'addition de l'iode, on voit apparaître des points et des stries nombreuses, d'un brun intense. Au microscope un grand nombre de glomérules sont dégénérés ; le glomérule est pris tout entier et transformé en une masse homogène intense. Les glomérules épargnés le sont complètement : on ne trouve pas de glomérules dont quelques anses seulement sont altérées, les autres demeurant saines. Ils sont ou totalement dégénérés ou totalement sains.

Il existe en même temps une dégénérescence amyloïde des artères interlobulaires, des vasa afferentia et des arteriolæ rectæ de la substance médullaire en même temps que des capillaires interstitiels. Le parenchyme rénal est en somme intact, sauf une filtration graisseuse assez prononcée de l'épithélium des tubes contournés.

OBSERVATION DE STRAUSS (résumée) XVII.

Boulanger, 39 ans, entre à l'hôpital Tenon pour une pleurésie qui devient rapidement purulente. De plus, signes de tuberculose. En novembre 1880 pneumothorax qui s'est établi sourdement. A partir de cette époque, toux quinteuse qui amenait une expectoration abondante purulente ; jamais de véritabl vomique.

A partir du 1er janvier 1881, l'urine de ce malade fut examinée méthodiquement presque tous les jours. La quantité variait entre 600 et 950. (Le malade présentait constamment une diarrhée assez forte), couleur plutôt foncée que pâle, D 1012 à 1014.

Jamais on n'a constaté le moindre précipité d'albumine.

Mort le 5 mars.

Induration tuberculeuse sans caverne au côté gauche. Cavernes et tubercules caséeux dans les 2/3 supérieurs du poumon droit. Deux litres de pus dans la plèvre droite. Pas d'hypertrophie cardiaque, ni de lésion valvulaire. Le foie traité par la teinture d'iode iodurée, présente par place, des taches brun rougeâtres caractéristiques de la dégénérescence amyloïde. Rate Sagou type, donnant par le réactif ioduré une magnifique coloration rouge brune des corpuscules de Malpighi dégénérés.

Dégénérescence de la muqueuse intestinale. Reins de volume normal. A la coupe l'écorce présente une coloration gris rosée, avec de petites traînées d'un rouge plus foncé. L'épaisseur est normale. Les pyramides présentent également un aspect normal et une coloration rouge plus foncée que la substance corticale. En faisant agir la teinture d'iode iodurée, on ne constate à l'œil nu aucune coloration spéciale de la substance corticale, tandis que la base des pyramides est striée par des faisceaux rectilignes, qui se colorent nettement en brun par le réactif.

A l'examen microscopique, on constate une dégénérescence amyloïde des vaisseaux, de la rate, du foie, du cœur et de la muqueuse intestinale.

Pour les reins, dans la substance corticale, presque tous les glomérules sont atteints de dégénérescence et ils ne le sont pas dans leur totalité : on ne voit colorer en rouge que quelques anses vasculaires des glomérules, la plupart des autres anses demeurent intactes : d'où un aspect tacheté de rouge des glomérules. Quelques artérioles interlobulaires et surtout un certain nombre d'artères afférentes des glomérules sont teintées en rouge. Les capillaires intertubulaires, la membrane propre des canalicules, les capsules des glomérules, les cellules épithéliales des tubuli contorti ne présentent aucune trace d'infiltration amyloïde.

Dans la substance médullaire et dans la zone intermédiaire, l'altération est bien plus prononcée. Elle porte exclusivement sur les vaisseaux qui partent des arcades artérielles de la zône intermédiaire et cheminent d'une façon rectiligne en faisceaux serrés, interposés entre les faisceaux des canaux collecteurs.

Nous pouvons donc conclure, d'après ce qui précède, que la plupart des néphrites peuvent parfois évoluer sans albuminurie.

A part la néphrite parenchymateuse où l'absence de ce symptôme n'a été notée que dans quelques cas très rares, et cela d'une façon temporaire, nous voyons que la néphrite interstitielle et la dégénérescence amyloïde du rein évoluent assez souvent sans albuminurie.

Les six cas que nous avons observés dans un assez court espace de temps nous font supposer qu'ils sont plus fréquents qu'on ne le croit.

Nous n'avons certes pas la prétention de nous croire plus observateur que nos maîtres en clinique : nous avons eu la bonne chance d'observer ces cas présentant la même particularité. Peut-être cependant, c'est une simple idée que nous émettons, peut-être trouverait-on la chose plus commune si on n'était tenté d'accorder à l'albuminurie une valeur plus considérable que celle qu'elle a effectivement.

Nous allons maintenant essayer d'expliquer en quelques mots, la possibilité, au point de vue anatomo-pathologique, de cette absence de l'albuminurie.

D'après ce que nous connaissons du rôle du glomérule dans la filtration de l'albumine, il est clair que c'est là que nous devons chercher la nature des modifications qui se sont produites.

La néphrite interstitielle est une lésion chronique à marche lente et progressive. Aussi il est permis d'admettre que tous les glomérules ne sont pas atteints en même temps par la dégénérescence fibreuse.

Les glomérules absolument sains ne laisseront pas passer d'albumine, de même que les glomérules qui, complètement étouffés par la gangue interstitielle, sont imperméables au sang ; ne laissant plus filtrer d'urine, ils ne peuvent non plus laisser transudder l'albumine.

Enfin il est d'autres glomérules qui ont subi un commencement d'altération et sont les facteurs de l'albuminurie. Celle-ci ne se produira donc pas : 1° si tous les glomérules sont sains ; 2° si tous les glomérules sont réduits à une masse fibreuse ou si ces deux formes sont réunies.

Pour expliquer l'absence d'albuminurie, dans la néphrite scarlatineuse, Hénoch avait émis une idée à peu près identique.

Ce sont là, il est vrai, des idées théoriques, du moins en ce qui concerne la néphrite interstitielle, mais qui ont reçu la consécration de l'expérience, pour la dégénérescence amyloïde (Observations XVI, XVII).

Nous savons bien que le processus pathologique n'est pas identique dans les deux cas : mais si l'on considère les lésions qu'il détermine de part et d'autre, on voit facilement que le résultat est le même : altération des glomérules, qui va jusqu'à empêcher toute circulation.

Aussi il nous paraît logique, à défaut d'autres éléments plus précis, d'appliquer à la néphrite interstitielle les résultats observés par MM. Strauss et Litten, dans les faits que nous avons rapportés.

CHAPITRE TROISIÉME.

Diagnostic

Nous avons établi, dans les chapitres précédents, que l'albuminurie peut se produire sous l'influence de causes variées. Tantôt, c'est une modification de la crase sanguine se traduisant par une augmentation ou une déviation des matériaux constitutifs du sang ; tantôt, c'est un trouble de la circulation (augmentation ou diminution de la tension artérielle, ralentissement de la vitesse du sang) , qui donne lieu au passage de l'albumine dans les urines, indépendamment de toute lésion rénale. Enfin, l'albuminurie peut reconnaître comme cause première une modification de la structure du rein, une altération des glomérules ou des tubuli de Henle.

Au point de vue pathologique, on s'est habitué à considérer l'albuminurie comme essentiellement liée aux lésions rénales ,à tel point que, on avait posé en principe, qu'il n'y avait pas de lésions rénales sans albuminurie.

Il suffisait donc de constater l'absence de l'albumine dans les urines, pour éliminer immédiatement l'idée d'une néphrite. C'était assurément donner à ce symptôme une valeur qu'il n'a pas.

Nous avons, en effet, démontré qu'il n'est plus possible de soutenir cette opinion : les cas de néphrite sans albuminurie n'étant pas aussi rares qu'on le croit.

Il en résulte que nous sommes en présence de faits très dissemblables : d'un côté, albuminurie sans lésions rénales : de l'autre, lésions rénales sans albuminurie.

Dans ce cas, le diagnostic peut présenter certaines difficultés.

Aussi nous nous proposons dans ce chapitre de rechercher à quels signes on peut reconnaître une lésion rénale, lorsque ce symptôme n'existe pas.

Nous ne parlerons pas des néphrites parenchymateuses : ces lésions évoluent si rarement sans albuminurie, qu'on peut rejeter l'idée d'une pareille affection, quand ce symptôme fait défaut.

Il en sera de même du rein amyloïde : les conditions particulières que le produisent (suppuration prolongée, phthisie chronique, syphilis invétérée), mettront facilement sur la voie de la néphrite : la présence de l'albumine dans les urines, lèvera tous les doutes.

En l'absence de ce symptôme, l'examen des viscères (foie, rate), pourra le plus souvent faire songer à une altération amyloïde des reins, mais il n'est pas à notre avis de signe clinique qui puisse déterminer une certitude absolue. Il n'en est pas de même dans la néphrite interstitielle. Dans celle-ci, l'albuminurie fait quelquefois défaut : néanmois l'ensemble des symptômes permet de poser un diagnostic.

. La maladie de Bright (1), principalement la néphrite interstitielle se présente au clinicien sous des aspects variés

---

(1) Dans ce chapitre, nous avons mis largement à profit, les idées que nous avons entendu exprimer plusieurs fois par notre maître M. Desplats, dans ses cliniques de l'hôpital Sainte-Eugénie.

Les symptômes différents qu'elle peut présenter dans sa marche peuvent être ramenés à quatre groupes principaux, selon la prédominance de l'un ou de l'autre de ces symptômes.

L'altération du filtre rénal change en premier lieu, l'équilibre circulatoire et amène des troubles qui se traduisent par une hypertrophie cardiaque. En second lieu, elle détermine une déperdition des matériaux nutritifs, d'où viciation de la nutrition, et comme conséquence, apparition de troubles dyscrasiques. En troisième lieu, elle s'oppose à l'élimination de certains principes qui, par leur accumulation dans le sang, produisent des phénomènes toxiques.

Tels sont les différents types auxquels on peut ramener les brightiques. Si le malade se présente avec l'ensemble de ces symptômes, le diagnostic sera facile. Mais ces groupes divers ne sont pas toujours aussi tranchés, et il n'est pas rare d'observer des brightiques qui se présentent avec un ensemble de symptômes qui dépendent, soit des troubles circulatoires, soit dyscrasiques, soit toxiques.

Ce sont des troubles dits sensoriels et nerveux.

Tous les sens, en effet, peuvent être affectés : c'est ainsi que l'on voit des malades accuser des troubles de la vue, de l'ouïe, de la sensibilité cutanée, même des organes génitaux.

Tels sont les différents symptômes que l'on peut observer dans la maladie de Bright.

Nous allons examiner successivement chacun d'eux, et montrer comment ils se présentent à l'observation.

Souvent le clinicien aura à reconstituer leur histoire d'une façon plus ou moins complète.

Chez certains brightiques prédominent les accidents circulatoires. Ce sont ordinairement des malades qui se

plaignent de troubles cardiaques. Ils appellent l'attention
sur leur cœur : le cœur seul les inquiète, et c'est pour
cette unique raison qu'ils consultent le médecin.

D'autres se présentent comme des dyscrasiques : ils ne
se plaignent ni de leur cœur ni de troubles toxiques ;
mais ils accusent de la pâleur de la face, de l'amaigrissement ; ils sont débilités, impuissants.

D'autres ont des phénomènes toxiques, du côté de
l'encéphale, de l'appareil respiratoire ou de l'estomac.

Cette intoxication peut se montrer sous des formes
diverses : tantôt les accidents se produiront avec une
certaine lenteur ; ils dureront plusieurs années : c'est la
forme lente : tantôt, au contraire, les accidents éclatent
subitement, au milieu des apparences de la santé : c'est
la forme aiguë.

Chacun de ces types offre des caractères particuliers.
Les brightiques chez qui prédominent les troubles circulatoires, sont le plus souvent forts, vigoureux : ils vont
voir le médecin comme par hazard. Les hommes principalement appartiennent à cette catégorie.

Depuis longtemps, ils éprouvent de la gêne : leur poitrine semble devenue trop petite ; au moindre effort, ils
deviennent essoufflés, leur cœur bat violemment ; on
dirait qu'il va sauter.

Le pouls est plein, fort, bondissant.

On croit tout d'abord à une lésion cardiaqne : le thorax
présente, en effet, souvent une voussure nettement
caractérisée, mais qui peut faire parfois défaut. A l'explo-
ration, on constate une sensibilité exagérée au niveau du
deuxième et du troisième espace intercostal, quelquefois
même une certaine douleur que le malade n'avait point
remarquée. Souvent on entendra le bruit de galop, décrit
par Potain. Lorsqu'on se trouve en présence de ce type,
il est nécessaire de rechercher la cause de ces phéno-

mènes. Une hypertrophie du cœur n'apparaît pas sans motif, quoi qu'on en ait dit : elle n'est jamais essentielle et reconnaît toujours une cause qui existe, au niveau de l'orifice aortique, ou dans le péricarde, ou dans une lésion artérielle ou rénale.

Si l'hypertrophie cardiaque dépend d'une altération des valvules aortiques, l'auscultation révèlera la lésion : si la péricardite en est la cause, les antécédents seront d'un précieux secours pour le diagnostic. La péricardite assez grave pour amener une hypertrophie du cœur est assez rare : il faut avoir eu dans sa jeunesse un rhumatisme articulaire intense, ou une maladie grave telle que pneumonie, fièvre typhoïde, fièvres infectieuses en général, etc., pendant lesquelles se sont produits des troubles cardiaques.

Si aucune de ces affections ne peut expliquer l'hypertrophie, il faudra porter son attention sur le système artériel ou les reins.

L'esprit, mis en éveil, ira à la recherche d'autres signes qui permettront d'élucider la question.

Il faut tenir grand compte du genre de vie, des antécédents, des phénomènes spéciaux que peut présenter la sécrétion urinaire (1) et qui sont sous la dépendance d'une néphrite interstitielle.

On constatera en même temps de l'œdème malléolaire et palpébral. C'est ainsi qu'on arrivera à grouper un certain nombre de symptômes qui semblaient insignifiants au malade, mais qui permettent au médecin d'éviter une erreur de diagnostic à laquelle semblaient le convier les déclarations du patient.

Nous passons aux troubles dyscrasiques, qui sont les

---

(1) Les malades urinent souvent, surtout la nuit : les urines sont abondantes, pâles, claires, de faible densité (1003 à 1010). L'acide azotique détermine au fond du tube un anneau rosé d'uro-hématine)Hardy).

plus communs dans la maladie de Bright. Le sujet se présente avec la face très pâle, bouffie ; il a de l'œdème des extrémités ; il se plaint de voir ses forces diminuer progressivement. Il présente, en même temps, un ensemble de symptômes tellement spécial que les médecins les moins attentifs en sont frappés, et ne manqueut jamais dans ce cas, d'examiner les urines de leur malade. Souvent on constate aussi des hémorrhagies de la plupart des muqueuses : épistaxis, hémoptysie , hématémèse, hémorrhagies des gencives, de l'oreille, etc., etc.

Ce qui doit surtout éveiller l'attention, c'est l'ensemble des phénomènes qu'ils présentent.

Pour interpréter ces symptômes, il n'y a que quatre interprétations possible :

1° Cachexie déterminée par une lésion organique tuberculeuse ou cancéreuse ;

2° La leucocythose ;

3° La chloro-anémie ;

4° La maladie de Bright.

Dans la cachexie cancéreuse ou tuberculeuse, il y a les signes locaux qui mettent facilement sur la voie du diagnostic.

La leucocythose a des caractères propres qui permettent facilement de la reconnaître. L'examen du sang, des organes hématopoiétiques, des ganglions, de la rate, du foie, fournira des indications préc.ses. Si le nombre des globules rouges n'est pas notablement diminué, si celui des globules blancs n'est pas accru, si les glandes ont conservé leur volume normal, on peut écarter l'idée de leucocythose.

Dans la chloro-anémie, les malades présentent souvent l'aspect cachectique des brightiques. Mais elle existe de préférence dans la jeunesse, et s'accompagne de troubles circulatoires spéciaux.

On trouve des souffles vasculaires à la base du cœur ;

dans les vaisseaux du cou, on entend un bruit de diable. Les femmes se plaindront de troubles menstruels (dysménorrhée, pertes blanches) : un traitement tonique lèvera d'ailleurs tous les doutes.

Le troisième groupe, caractérisé par des troubles toxiques est le plus important, le plus varié, le plus difficile. Ce sont les brightiques chez lesquels les troubles circulatoires ont passé inaperçus, les troubles dyscrasiques n'ont pas été assez accusés pour appeler l'attention, et qui d'emblée ont été pris de symptômes toxiques.

Les formes de l'intoxication brightique sont excessivement variées : les phénomènes toxiques peuvent porter sur tous les organes importants tels que l'encéphale, l'appareil respiratoire, l'estomac.

Du côté de l'encéphale, les manifestations se présentent sous des formes assez bizarres. Certains malades se plaignent de maux de tête persistants qu'ils prennent pour des migraines. Cette douleur apparaît à tout moment de la journée, et présente des différences très grandes dans son siège et son acuité.

Il importe de faire ici un examen sérieux, de rechercher si cette douleur n'appartient pas à une migraine ordinaire, à une névralgie intermittente, ou bien si elle n'est pas occasionnée par une lésion de l'œil, de l'oreille ou des dents. Si ce symptôme est sous la dépendance d'une lésion rénale le malade avouera qu'il a tout essayé en vain : ni le bromure de potassium, ni la caféine, ni le guarana ou tout autre médicament couramment employé pour la circonstance, n'ont pu faire disparaître cette torture : parfois, on obtient un léger calme, tout à fait passager, et la douleur revient bientôt plus persistante.

En présence d'une céphalée aussi persistante, sans localisation particulière, le clinicien devra toujours penser à une néphrite interstitielle. C'est une des formes les plus communes du mal de Bright et qu'on méconnaît cependant le plus souvent : ce n'est que plus tard, lorsque d'autres symptômes ont apparu, qu'on cherche à donner à ces maux de tête continus une signification précise.

D'autres fois, le caractère seul est profondément modifié. Tel homme, qui auparavant était toujours jovial, gai, plein d'entrain, prenant les choses du bon côté, tout à coup, sans cause appréciable, devient maussade, grincheux : pour lui, rien ne va plus; ses affaires marchent mal, bien qu'elles soient prospères ; rien ne réussit : d'optimiste, il devient pessimiste, et les personnes de son entourage ne manquent pas d'exprimer au médecin leur étonnement sur cette variation aussi inopinée.

Il faut se méfier de tels changements qui surviennent sans cause apparente. Il devient nécessaire de rechercher si le malade ne présente pas d'autres signes qui peuvent mettre sur la voie d'une affection. C'est alors qu'on reconnaîtra que le malade présente depuis quelque temps des troubles de la sécrétion urinaire : il est polyurique, ses urines sont claires, facilement spumeuses, même s'il n'y a pas d'albumine : leur densité a diminué. On constate en même temps des troubles de la vue ; les pieds sont enflés, et parfois on acquiert facilement la certitude que la puissance génitale est amoindrie, sinon abolie ; signes auxquels le malade n'attache pas d'importance, car il est porté à les mettre sur le compte de l'âge. Le médecin ne voit dans tout cela que l'indice d'un état grave.

Au lieu de cette espèce d'excitation, on observe parfois une sorte de dépression cérébrale : les malades deviennent impropres à tout travail ; auparavant ils étaient actifs, vigoureux, énergiques ; puis progressivement, ils deviennent apathiques, ils laissent leur autorité passer à d'autres mains, cèdent à tout le monde, à leur femme, à leurs enfants, à leurs employés, ils s'endorment facilement, prolongent leurs nuits, restent dans un coin pendant la journée, ne prennent plaisir à rien ; ils sont dans un état complet d'indifférence.

Dans ce cas,le médecin fera souvent fausse route ; mais s'il est averti, si son attention a été éveillée, il n'a qu'à rechercher d'autres signes , et il découvrira des troubles de la secrétion urinaire, des troubles cardiaques et autres. Souvent il constatera des urines albumineuses et il sera fixé sur la nature de l'affection, mais s'il n'en trouve pas, il ne doit pas se décourager et rejeter complètement l'idée d'une affection rénale. Qu'il y revienne à plusieurs reprises, qu'il fasse des examens répétés, qu'il surveille le malade de près et il trouvera un ensemble symptomatique tel que le doute ne sera plus permis : son malade sera brightique.

Il y a bien d'autres types cérébraux, plus complexes, bien faits pour dérouter le clinicien.

Nous venons de décrire les principaux, nous ne croyons pas utile d'insister plus longtemps.

Les troubles toxiques peuvent encore manifester leur effet, comme nous l'avons dit plus haut sur l'appareil respiratoire.

Le malade éprouve sans motif, de la gêne de la respiration, il ne tousse pas, n'a pas eu de rhumatisme ; le cœur ne présente rien d'anormal; les battements n'en sont pas exagérés. Il est court d'haleine ; le fait de monter un escalier, de courir, de porter un fardeau détermine un essoufflement rapide ; pour un rien, il est dyspnéique, sans qu'il puisse donner la raison de ce changement.

La première pensée du médecin, c'est qu'il est en présence d'un emphysémateux, et pour peu qu'il cherche, il trouvera bien chez les ascendants, quelques renseignements qui pourront le confirmer dans cette idée. Mais en examinant de plus près, il s'apercevra qu'il n'y a aucun rapport entre cette dyspnée, et les signes qu'il découvre à l'auscultation de la poitrine, signes parfois négatifs.

Le cœur est un peu gros, les battements un peu forts, la pointe légèrement abaissée : mais ces modifications ne suffisent pas pour expliquer une dyspnée aussi intense survenant sous l'influence du moindre effort.

Cette marche insolite doit nécessairement éveiller l'attention. Par un examen plus approfondi de chaque organe, on parvient à découvrir différents signes qui avaient passé inaperçus.

On constate que le teint est pâle, la sécrétion urinaire a subi des modifications, le malade doit se lever plusieurs fois la nuit pour uriner : les jambes et la face sont légèment œdématiée : il y a des troubles de la vue, de l'ouïe. Le malade les avait bien notés de lui-même, mais il n'y avait attaché aucune importance ; les facultés nerveuses se trouvent atteintes, etc.

On a vraisemblablement affaire dans ce cas à un mal de Bright.

Mais les choses ne se passent pas toujours ainsi. A côté de cette forme pour ainsi dire continue, il y a des formes intermittentes : certains malades ont la respiration habituellement libre. Il ne se manifeste aucun trouble de l'appareil respiratoire, lorsque subitement ils sont pris d'accès dyspnéiques, absolument comme les emphysémateux ou les asthmatiques.

Le diagnostic est ici très difficile : il faut une sagacité très grande et une persévérance peu commune pour découvrir la véritable cause de ces accès.

Il arrivera souvent que le médecin suivra une fausse piste, et il ne songera à une affection rénale que lorsque d'autres signes caractéristiques auront apparu, et lui auront montré la voie à suivre pour arriver au diagnostic vrai.

Outre les accidents cérébraux et pulmonaires, certains

brightiques se présentent avec des manifestations stomacales. Pour les uns, ce sont des phénomènes douloureux assez bizarres, assez difficiles à expliquer : on croit à des crises de gastralgie, de coliques hépatiques ou néphrétiques. En un mot, on pense à tout, excepté au mal de Bright.

Si on suit ces malades de près, si on les observe dans l'intervalle de leurs crises et au moment de leurs accès, on constate que ceux-ci s'accompagnent toujours, d'une diminution de la quantité d'urée et d'urine éliminées.

D'autres fois, au lieu de phénomènes douloureux on a des vomissements de diverses sortes, soit pituiteux, soit muqueux, se produisant le matin.

Ils indiquent un trouble dans la sécrétion stomacale, et il n'est pas rare de constater dans les produits rejetés la présence d'une certaine quantité d'urée ; d'autres fois, ceux-ci sont exclusivement alimentaires.

Aussi ces manifestations stomacales ne présentent-elles rien de spécial : ce n'est pas par le caractère des douleurs ni des vomissements qu'on peut arriver à découvrir la lésion rénale. Parfois au contraire le malade est pris d'une diarrhée intense, rebelle à tout traitement.

Mais il faut savoir que ces symptômes se produisent dans la maladie de Bright et comment on peut les découvrir. Pour en reconnaître la cause, il est nécessaire d'examiner les autres organes, de rechercher les troubles urinaires.

La marche à suivre sera toujours la même.

En dehors de ces différentes manifestations du mal de Bright, il en est d'autres qui se produisent assez souvent et qu'il est essentiel de bien connaître.

Certains malades, sont pris brusquement, au milieu des apparences d'une santé parfaite, d'une crise qui présente tous les caractères d'une attaque d'épilepsie. Jamais ils n'ont consulté de médecin ; ils paraissaient bien portants, lorsque tout-à-coup ils ont une crise épileptiforme pour laquelle ils appellent en consultation.

A quoi est due cette crise ? On peut la rapporter à une tumeur cérébrale ou à une attaque d'urémie.

Mais les tumeurs cérébrales occasionnent des douleurs persistantes , des troubles sensoriels , un sentiment d'ivresse ou de pesanteur dû vraisemblablement à ce que la cavité cranienne est trop remplie.

Si ces phénomènes n'existent pas, il faudra avoir soin d'examiner les urines.

D'autres malades n'ont que des accidents congestifs : ils tombent sans connaissance, présentent quelques phénomènes de paralysie temporaire qui disparaissent ensuite. Si l'individu est fort, pléthorique , on croit à une congestion cérébrale : mais c'est une explication dont il ne faut pas se contenter ; il faut savoir que les brightiques ont parfois des accidents congestifs passagers , et qu'un examen plus approfondi révélera les symptômes habituels de la maladie de Bright.

Il existe enfin des formes délirantes : rarement elles se produisent isolément ; mais néanmoins, elles peuvent se produire avant que l'attention soit éveillée sur toute autre manifestation morbide.

L'urémie aiguë au lieu d'attaquer le cerveau peut frapper l'appareil respiratoire.

Certains malades sont pris brusquement d'accidents dyspnéiques qui les conduisent facilement à la mort.

Cependant il est quelquefois possible d'arrêter la marche foudroyante de ces attaques.

On reconnaît la dyspnée urémique à l'absence de tout signe local, le pronostic en est toujours très grave.

Nous arrivons enfin aux troubles sensoriels.

C'est surtout aux spécialistes que s'adresse cette catégorie de malades.

Les oculistes, les dentistes, ceux qui traitent les maladies des voies génito-urinaires voient plus de brightiques que les médecins.

Les uns se plaignent des troubles de la vue, de l'ouïe, d'autres sont frappés d'une chose, c'est d'être pollakiuriques ou de se trouver impuissants.

Enfin, certains brightiques présentent, comme seul phénomène, des accidents du côté de la peau, des démangeaisons parfois atroces, la sensation de doigt mort, des fourmillements, et c'est aux dermatologistes qu'ils demandent un soulagement à leurs maux.

Quand on se trouve en présence de phénomènes bizarres qu'on ne peut rapporter à aucune cause précise, il devient nécessaire d'examiner les autres organes, et de rechercher s'il n'existe pas d'autres symptômes propres à éclairer le médecin.

L'examen des urines s'impose tout d'abord : le résultat pourra être négatif au point de vue de l'albuminurie, mais souvent aussi il mettra sur la voie du diagnostic.

Tels sont les symptômes qu'on peut trouver dans la néphrite interstitielle : leur nombre en est grand et leur forme variée. Il n'est pas d'appareil qui ne subisse le contre-coup de la lésion rénale. Le cœur, le poumon, le cerveau, le tube digestif, la peau, tous présentent des modifications qui varient dans leur intensité et leur fréquence.

Tous ces symptômes n'ont pas une égale valeur diagnostique, mais s'ils se trouvent associés à d'autres, on peut de leur réunion tirer des indications précises. Lorsque Bright fit paraître son mémoire sur les lésions rénales, il considérait l'albuminurie et les œdèmes comme les signes révélateurs des néphrites.

Nous avons vu que l'albuminurie pouvait faire défaut ;

dans certaines néphrites, l'œdème n'apparaît que tardivement ou ne se montre pas. Aussi, en l'absence de ces éléments qu'on considérait comme intimement liés à la maladie de Bright, il faudra avoir soin de tenir toujours son attention éveillée, sur les différentes manifestations de la maladie. C'est la connaissance approfondie de tous ces symptômes qui en révèle la nature et permet d'en trouver d'autres qui auraient échappé à l'investigation du médecin. De cette façon, on reconnaîtra bien des cas obscurs qui auraient passé inaperçus, ou qui seraient restés enveloppés de ténèbres : les formes frustes, latentes, deviendront plus rares.

CONCLUSIONS.

1° Il existe des néphrites sans albuminurie ;

2° L'albuminurie fait rarement défaut dans la néphrite parenchymateuse ;

3° Elle peut manquer soit temporairement, soit peut-être d'une façon continue dans certains cas de néphrite interstitielle ;

Néanmoins le diagnostic demeure possible ;

4° Dans la dégénérescence amyloïde du rein, l'albuminurie peut manquer.

En l'absence de ce symptôme, il n'est pas de signe précis qui permette d'affirmer cette lésion.

TABLE DES MATIÈRES.